Johannes Hinrich von Borstel

Herzrasen kann man nicht mähen

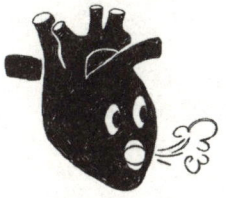

JOHANNES HINRICH
VON BORSTEL

HERZRASEN KANN MAN NICHT MÄHEN

ALLES ÜBER
UNSER WICHTIGSTES ORGAN

ULLSTEIN

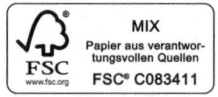

ISBN: 978-3-550-08098-2

© 2015 by Ullstein Buchverlage GmbH, Berlin
Alle Rechte vorbehalten
Gesetzt aus der Caecilla
Satz: Pinkuin Satz und Datentechnik, Berlin
Druck und Bindearbeiten: CPI books GmbH, Leck
Printed in Germany

Für Michi

Inhalt

EINLEITUNG

Jeder hat eine ungefähre Vorstellung davon, was ein Herzinfarkt ist. Er ist ziemlich ungesund, verursacht meist Schmerzen in der Brust und man bekommt schlecht Luft. Nicht selten sorgt er sogar dafür, dass unser Herz, dessen Aufgabe es ist, Blut durch unsere Adern zu pumpen, seinen Dienst komplett quittiert. Gar nicht gut. Schließlich sorgt dieser Muskel dafür, dass jeder noch so entlegene Winkel unseres Körpers, von der Kopfhaut bis zum kleinen Zeh, mit nähr- und vor allem sauerstoffreichem Blut versorgt wird. Das ist, ganz klar, überlebenswichtig für uns Menschen.

Unterbräche man etwa den Blutstrom vom Herzen zum Gehirn nur für wenige Sekunden, so wäre das, als hätten wir einen mit dem Knüppel auf den Schädel bekommen: Wir würden bewusstlos zusammenklappen und ob unser Denkzentrum danach noch mehr als Wackelpudding ist, wäre zumindest zweifelhaft. Denn unser Gehirn verträgt Sauerstoffmangel überhaupt nicht gut. Deshalb schlägt das Herz – zwar mal schneller und mal langsamer, und manchmal scheint es sogar kurz innezuhalten – durchschnittlich 100 000 Mal am Tag. Dabei bewegt es jedes Mal, wenn es sich zusammenzieht, ungefähr 85 ml Blut, also etwa 8500

Liter pro Tag. Wir bräuchten einen Tanklaster, um solch eine Menge Flüssigkeit durch die Gegend zu bewegen. Eine beeindruckende Leistung!

Ein Herzinfarkt war der Grund dafür, dass ich meinen Opa Hinrich nie kennenlernen durfte. Über ein Jahrzehnt vor meiner Geburt starb er, nachdem er unter Schmerzen in der Brust und mit Atemnot zusammengebrochen war. Jedes Mal, wenn ich sein großes Schwarzweißbild im großmütterlichen Wohnzimmer sah, fragte ich mich, wie es wohl gewesen wäre, ihn kennenzulernen. Dabei sah er auf den Bildern im Familienalbum doch so stark aus!

Ich verstand nicht, wie eine so kleine Sache solch einen Mann umhauen konnte. Deshalb verschlang ich schon früh alle Bücher und Bildbände, die ich in die Finger bekam, in denen etwas über das menschliche Herz und sein Versagen stand. Mein Interesse wurde von meinen Eltern mit weiterem Lesestoff belohnt, und allmählich entwickelte sich bei mir für die Vorgänge im menschlichen Körper eine echte Faszination. Damals entschied ich, dass ich mich als Erwachsener mit Natur und Medizin beschäftigen wollte. Ich wollte unbedingt Forscher oder vielleicht Arzt werden (Plan B: Straßenmusiker). Deshalb las ich nicht nur Bücher, sondern sammelte vom Mäuseskelett bis zum Schildkrötenpanzer alles, was mir ein genaueres Bild vom Körper lieferte.

Mit 15 wollte ich meine Schulferien nutzen, die Bücher beiseitelegen und ein Praktikum in einer Tierklinik machen. Aufgeregt wählte ich die Nummer. Es tutete am anderen Ende. Vier Mal, fünf Mal. Mit jeder Sekunde Wartezeit wuchs meine Anspannung. Sieben Mal, acht Mal. Als ich schon nicht mehr daran glaubte, wurde der Hörer doch noch abgenommen. Eine Frauenstimme begrüßte mich geschäftsmäßig monoton.

»H-Hallo ...?«, stammelte ich. »Bin i-ich richtig in der Tierklinik?«

»Ja. Was ist denn?«

Ich fand mein Selbstbewusstsein wieder und erwiderte: »Mein Name ist Johannes von Borstel. Ich bin auf der Suche nach einem Praktikumsplatz für die Schulferien und ...«

Ich wurde unterbrochen: »In welche Klasse gehst du denn?«

»Ich bin gerade fünfzehn geworden und gehe in die neunte Klasse.«

Ein tiefer Seufzer am anderen Ende. »Ich sag dir gleich, deine Chancen auf ein Praktikum bei uns stehen nicht gut. In unserer Klinik wird im Notfall auch mal ruck, zuck ein Hund aufgeschnitten. Du bist noch zu jung, um bei so was dabei zu sein.«

Zu jung? Wohl eher nicht. Zu blutig? Vielleicht. Das musste ich ja gerade herausfinden. Genau so etwas wollte ich miterleben, wollte Einblick in das bekommen, was unter der Haut passiert und mit eigenen Augen sehen, was in uns Säugetieren so alles vor sich geht. Wie sollte ich eine solche Möglichkeit nur bekommen? Es blieb nur die Flucht nach vorn: Ich bewarb mich weiter, unter anderem in meinem Heimatkrankenhaus, in der Unfallchirurgie. Schon zwei Tage später bekam ich den heißersehnten Brief. Eine Zusage! Und ich konnte es kaum glauben – auch noch für die Notaufnahme! Zu diesem Zeitpunkt ahnte ich noch nicht, was dieses Blatt Papier für mich bedeuten würde. Es war nicht weniger als meine Eintrittskarte in den bis dahin spannendsten Abschnitt meines Lebens.

In der Nacht vor meinem ersten Tag als Praktikant konnte ich nicht schlafen, mir schossen einfach zu viele Gedanken durch den Kopf. Bilder von hektischen Notfallversorgungen, Göttern in Weiß, die unerschrocken jede Krankheit heilen, blutig klaffenden Wunden und ich mittendrin. Ich war unheimlich aufgeregt. Was würden morgen wohl für Fälle reinkommen? Was würden meine Aufgaben sein? Was würde passieren, wenn ich einen Fehler machte? Könnte mir schon am ersten Tag ein Missgeschick widerfahren, so gravierend, dass jemand meinetwegen sterben würde? Ich hatte ja keine Ahnung von den Abläufen in einer Notaufnahme. Meine einzige Vorbereitung war ein Erste-Hilfe-Kurs.

»JOHANNES!!! UM GOTTES WILLEN! KOMM SOFORT HER! WARUM HAST DU NICHT AUFGEPASST?!«, donnerte es quer durch die Notaufnahme.

Oh nein, dachte ich. Ich hatte es versaut. Und das gleich am ersten Tag. Dem Ruf folgend, hastete ich über den Flur, betrat den Raum, in dem ich die unheilverheißende Stimme vermutete, und betrachtete das tragische Stillleben. Ein Arzt und eine Helferin standen wutschnaubend vor mir und blickten mich vorwurfsvoll an. Sich der unaufhaltsamen Kraft der Gravitation beugend, fielen Tropfen auf den Boden und bildeten eine unübersehbare Lache.

»DU HAST DAS HIER KOMPLETT VERBOCKT! JETZT IST ER HIN! DA KÖNNEN WIR NICHTS MEHR RETTEN!«

Ich nickte schuldbewusst und wendete meinen Blick beschämt ab. Ich hatte mir zu viel zugetraut. Staccatoähnliche Anweisungen des Arztes: »Sauerei wegmachen. Der Chef kommt gleich. Muss das nicht sehen. Wird nicht erfreut sein!« Die Arzthelferin nickte zustimmend und beide verließen den Raum. Ich zog mir Handschuhe an, griff eine Küchenrolle und riss einige Zuschnitte ab, um sie auf die Unglücksstelle zu werfen. Nachdem die Rolle aufgebraucht und ein Ende der Flut noch nicht in Sicht war, packte ich noch ein Handtuch obendrauf.

Ich wollte gerade das stark riechende Bündel in den Mülleimer werfen, als plötzlich der Chefarzt neben mir auftauchte. »Johannes?! Gibt es Kaffee?« Er grinste, als er das triefende Bündel in meinen Händen sah.

»In 15 Minuten …«, stammelte ich. »Ich muss ihn neu aufsetzen.«

Der erste Fehler meiner Karriere: durch das falsche Befüllen einer Kaffeemaschine selbige in einen unaufhörlich kaffeesatzspeienden Gargoyle zu verwandeln. Fatal, denn es war die einzige Kaffeemaschine auf diesem Flur.

Der Einstand ist ja super gelungen, dachte ich. Was sage ich bloß den Leuten im Pausenraum, um den Karren wieder aus dem Dreck zu ziehen?

»Dann müsst ihr jetzt halt mal ohne Kaffee Pause machen. Ist doch nicht schlimm und dazu auch noch viel gesünder«, trompetete ich einige Minuten später aufmunternd und lächelte erwartungsvoll in die Runde. Schließlich war ich ja in einem Krankenhaus, alle sollten diese Begründung eigentlich nachvollziehen können.

Was habe ich an diesem Tag gelernt? Die einfachste Methode, auch die freundlichsten Krankenhausangestellten in einen fackelschwingenden Mob zu verwandeln, ist es, ihnen den Kaffee vorzuenthalten. Sich dann auch noch klugscheißerisch aufzuspielen war der zweite große Fehler an meinem ersten Tag. Kein Wunder, dass ich vom Praktikanten zum Staatsfeind Nr. 1 aufstieg. Als Wiedergutmachung habe ich dann Marmorkuchen gebacken.

Dass mir in meiner Zeit als Praktikant nie ein schwerwiegender Fehler mit einem Patienten unterlaufen ist, liegt vor allem daran, dass ich langsam und mit guter Vorberei-

tung an meine Aufgaben herangeführt wurde. Es ging nämlich nicht gleich darum, klaffende Wunden zu versorgen,
Strahlblutungen zu stillen oder andere schwere Notfälle
zu behandeln. Bevor ich bei solchen Aktionen mitmachen
durfte, durchlief ich ein lern- und vor allem erfahrungs-
intensives Programm.

Mit dem Chefarzt mitgehen, Verbandtechniken lernen,
Blutdruck messen und Puls zählen, an Kollegen üben, am
Computer dokumentieren und bei kleinen bis mittleren
Wundversorgungen assistieren – so sah mein Praktikan-
tenalltag aus. Zusätzlich gab es nach jedem Tag eine kleine
Unterrichtsstunde vom Chef, der mir genau die Patienten-
versorgungen des Tages und die Behandlungsstrategien erklärte. Er hatte ein Talent, auch komplizierte Dinge so zu
erklären, dass ich sie damals, ohne Medizinstudium, verstand.

Bald lernte ich auch, Wunden zu nähen. Na gut, ich fing
mit Bananen an. Vor allem lernte ich aber, dass Wunden
nicht immer blutig sein müssen. Und was vielleicht das
Wichtigste war: Ich begriff, dass eine einfühlsame Betreuung und eine gute Behandlung untrennbar miteinander
verbunden sind. Der Chef verstand es, unglückliche Patienten zu erkennen und ihnen ein Lächeln aufs Gesicht
zu zaubern. Dabei war er auch Ratgeber, weit über medizinische Fragen hinaus.

Mit viel Geduld erklärte er mir den Aufbau des menschlichen Körpers, von der Haut bis zu den inneren Organen.
Und dabei begegnete mir wieder meine große (medizinische) Liebe, das Herz. Voller Ehrfurcht lauschte ich seinen Erklärungen zum Herzmuskel und zum Aufbau der
vier Kammern. Er erzählte von seiner Zeit als Notarzt, von
Herzinfarkten und wie man kranke Herzen richtig behandelt. Und je mehr ich lernte, desto mehr beeindruckte mich

dieses faustgroße Kraftbündel in unserer Brust. Ab diesem Zeitpunkt war es um mich geschehen: Mein Herz schlug nur noch für das Herz.

In diesem Buch nehme ich dich mit auf eine Reise zum Herzen. Zuerst schauen wir uns an, wie das Herz entsteht und wächst und was das mit Theater, Schleifen und Ohren zu tun hat. Ich möchte dir zeigen, dass unser Blutgefäß-system sich ähnlich verhält wie die deutschen Autobahnen – von maroden Straßen bis zum Stau. Du wirst sehen, wie streng unser Herz organisiert ist und wie Vorgänge an Herzvorhöfen und -kammern aus dem Ruder laufen können. Außerdem erfährst du, was genau mit unserer Pumpe passiert, wenn wir wie ein Schornstein qualmen, Stammkunden bei McDonald's sind und regelmäßig ein paar Tässchen Korn trinken. Und ich erzähle, warum man in der Notfallmedizin nicht mit Esoterik arbeitet, aber dennoch aus dem Kaffeesatz lesen muss.

Du erfährst, welche Krankheiten unser Herz schwächen und du bekommst ein paar Tipps rund um die herzgesunde Ernährung. Wir klären, ob der Osterhase ein gesünderes Herz hätte, wenn er vegan leben würde, warum mittelalterliche Apotheker gerne mal Patientenurin probierten und warum die Jacob Sisters nicht das einzige tödliche Quartett sind.

Danach fahren wir zusammen in den Urlaub, doch es wird eine Zitterpartie. Tatort: die Herzvorhöfe – denn manch ein junges Urlauberherz ist nach den Ferien weniger erholt als vorher. Wir klären, was genau unseren gesunden Herzrhythmus bedingt, was ihn beeinflusst und wie man in der Medizin gegen Rhythmusstörungen vorgehen kann. Dabei gucken wir uns auch die drastischste Methode an, die unser Herz wieder in Schwung bringen kann: die Reanimation.

Die brauchen Menschen mit einem Herzstillstand und damit dir das nicht passiert, schauen wir uns ein super Mittel zur Vorbeugung an: Sex, der den Körper und das Immunsystem, unsere Körperarmee, kräftigt und unterstützt. Wir gucken uns die kleinen Kämpfer unserer Abwehr ganz genau an und warum Sport doch kein Mord ist. Nebenbei drehen wir noch eine Runde durch das Blut und seine Bestandteile und setzen uns mit dem Blutdruck auseinander.

Danach wird es noch mal richtig spannend: Wir lernen, dass auch unsere Psyche und die Schmetterlinge im Bauch Einfluss auf unser Herz haben. Kann man an gebrochenem Herzen sterben? Auf jeden Fall sollten wir unsere Selbstheilungskräfte nicht unterschätzen, aber auch die moderne Medizin hält einiges bereit, um ein kaputtes Herz zu reparieren, vom Teiletausch bis zu einem komplett neuen Motor.

Das sind die Stationen unserer Herzreise – eine spannender als die andere. Und jetzt geht die Fahrt auch schon los!

DIE SCHLEIFE IM HERZEN

WIE UNSER HERZ ENTSTEHT, WIE ES AUFGEBAUT IST UND WIE SEINE TRANSPORTWEGE FUNKTIONIEREN

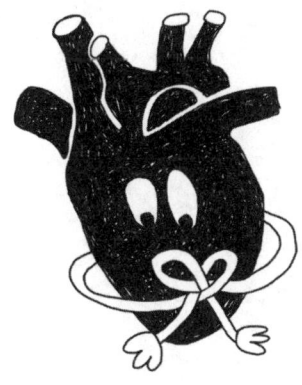

DAS LÄNGSTE
THEATERSTÜCK
DER WELT

Bu-Bumm, Bu-Bumm, Bu-Bumm, Bu-Bumm, Bu-Bumm.
Das Geräusch eines schlagenden Herzens. Kraftvoll leistet
es Tag für Tag seinen lebensnotwendigen Dienst. Es schlägt
pausenlos, egal, ob wir wach sind oder schlafen, es schlägt
ab dem ersten Tag unseres Lebens bis zu unserem aller-
letzten Atemzug. Aber was passiert in der Zwischenzeit,
also während unseres Lebens, mit unserer Pumpe? Das ist
eigentlich gar nicht so kompliziert.

Ich gehe leidenschaftlich gern ins Theater und dabei ist
mir aufgefallen, dass das, was ein Herz in seinen durchschnittlich 80 Jahren erlebt, dem klassischen Drama mit
seinen fünf Akten gleicht. Der erste Akt ist die Einleitung,
ab dem zweiten steigert sich die Handlung. In der Mitte des Dramas, im dritten Akt, erreicht diese ihren Höhepunkt. Von da an geht es tragischerweise nur noch bergab.
Und nach dem vierten Akt, in dem alles schlimmer wird,
schließt sich im fünften die unausweichliche Katastrophe
an, die das Stück beendet.

Aber was fasele ich hier herum? Vorhang auf für ein echtes Herzensdrama.

Erster Akt –
Das ungeborene Herz

Im Theater beginnt im ersten Akt meist die Vorstellung der Charaktere. Darf ich vorstellen: die embryonale Herzanlage. Nicht mehr als ein Zellklumpen. Schon kurze Zeit nach der Befruchtung der Eizelle, von der an die ziemlich komplizierte Entwicklung des Embryos beginnt, wird auch der Grundstein für ein funktionierendes Herz gelegt. Allerdings hat das, was man nach knapp drei Wochen sehen kann, noch nicht viel mit einem funktionierenden Herzen zu tun. Man findet nämlich erst mal nur eine ziemlich unauffällige Ansammlung von Zellen: die sogenannte »kardiogene Platte«.[1] Die bildet zwei Stränge, die sich zu Schläuchen weiterentwickeln.

Gleichzeitig formt sich schon der Herzbeutel aus, in dem sich die Herzanlage weiterentwickelt. Der umgibt später auch das erwachsene Herz. In seinem Inneren wachsen die nebeneinander verlaufenden Schläuche zusammen und bilden einen großen Herzschlauch. Der verlängert sich und krümmt sich schließlich. Und obwohl das, was sich dabei entwickelt, ganz anders aussieht als das, was man vom Binden der Schuhe her kennt, nennt man diesen Prozess Schleifenbildung.

Damit ist die Herzentwicklung aber noch lange nicht abgeschlossen. Denn danach bekommt unser Herz Ohren – mit denen es allerdings nicht hören kann. Eine Attrappe, wie die plüschigen Bunny-Ohren, die bei Junggesellinnenabschieden so beliebt sind. Die genaue Funktion dieser

---

1 Der Begriff »kardiogen« setzt sich aus dem griechischen Wort »kardia«, das »Herz« bedeutet, und dem altgriechischen Wort »genesis« für »Entstehung« zusammen.

Herzohren, die nichts anderes sind als Ausstülpungen der Herzvorhöfe, ist ungeklärt. Was man allerdings weiß, ist, dass sie für die Ausschüttung eines Hormons zuständig sind, das später die Urinausscheidung fördert. Unser Herz pumpt also nicht nur Blut, sondern hilft uns auch beim Pinkeln.

Mittlerweile ist seit der Befruchtung fast ein Monat vergangen, und man kann die Herzanlage jetzt in einen Vorhof- und einen Kammerbereich unterteilen. Es bilden sich Vorstufen der Herzklappen und der Scheidewand, die die rechte und linke Herzhälfte voneinander trennt. Die ist jedoch beim Embryo bis wenige Tage nach der Geburt noch nicht komplett geschlossen. Vielmehr gibt es zwischen rechtem und linkem Vorhof eine Öffnung, das ovale Loch oder »Foramen ovale«. Durch diese Öffnung strömt Blut vom rechten in den linken Vorhof und weiter in den Körper des Embryos. Warum das? Der Grund ist einfach: Ein Embryo kann noch nicht selbständig atmen. Daher würde es keinen Sinn machen, das Blut umständlich durch die Lunge zu leiten. Die Abkürzung ist vollkommen ausreichend. Das, was am Ende dieser Entwicklung steht, ist muskelbepackt und innen hohl (und ähnelt damit irgendwie einem ehemaligen Gouverneur von Kalifornien).

Zweiter Akt –
Das neugeborene Herz

Das Herz eines neugeborenen Kindes unterscheidet sich deutlich von dem eines Erwachsenen. Es hat etwa die Größe einer Walnuss und arbeitet erheblich schneller. Es schlägt bis zu 150 Mal pro Minute und das ohne Sport, einfach so. Das ist etwa doppelt so flott wie bei einem Erwachsenen. Der Grund: Das Herz ist jetzt noch sehr klein und fördert bei jedem Zusammenziehen nur wenig Blut. Weil es aber mittlerweile komplett selbständig funktioniert, verschließt sich in den Tagen nach der Geburt das Foramen ovale. Folge: Die rechte Herzhälfte pumpt das Blut in den Lungenkreislauf und die linke in den Körper des Neugeborenen.

Im Theater zeichnet sich an dieser Stelle meist schon der erste Konflikt ab. So auch beim Herzen. Denn ist bei dessen Entwicklung etwas krass schiefgelaufen, fällt es spätestens jetzt auf. Zwar ist die vorgeburtliche Diagnostik in unseren Breitengraden sehr gut, aber leider nicht perfekt. Hört ein Arzt ein krankes Kinderherz ab, so sind oft Geräusche wahrnehmbar, die auf einen Herzfehler hinweisen.

Der häufigste ist der sogenannte Ventrikel-Septum-Defekt, bei dem die Trennwand zwischen den beiden Herzkammern ein Loch hat.[2] Im schlimmsten Fall beginnt ein Kinderleben dann direkt mit einer Herzoperation. Doch das hängt davon ab, wie groß die Öffnung ist. Kleinere Defekte können sogar komplett ohne Therapie zuwachsen, und solange das Neugeborene vital und lebensfrisch ist, besteht meist keine akute Lebensgefahr. Entscheidend ist, ob die kindlichen Organe genügend Sauerstoff bekommen. Ist das der Fall, kann man selbst, aber vor allem der kleine Knirps, erst mal einigermaßen beruhigt durchatmen.

....
2   Siehe dazu auch ab Seite 274 »Das löchrige Herz«.

Dritter Akt –
Das starke Herz

Das gesunde Herz eines ausgewachsenen, 20 Jahre alten Menschen zieht sich zwischen 60 und 80 Mal in der Minute zusammen. Ist es gut trainiert, kann es in Ruhe aber auch deutlich langsamer schlagen. Dabei strotzt dieses Muskelbündel nur so vor Energie. Wie es in seinem Inneren aussieht, versteht man am besten, wenn man es aufschneidet und hineinschaut. Eine Erfahrung, die für mich in der medizinischen Anatomie total spannend war, die aber sicher nichts für jeden ist.

Schauen wir uns die Sache einmal aus der Sicht eines roten Blutkörperchens an. Das nennt sich im Fachjargon Erythrozyt und gehört zu den vielen gleichartigen Zellen unseres Blutes, die den roten Farbstoff Hämoglobin enthalten. Seine Hauptaufgabe ist es, Sauerstoff aus der Lunge in unseren Körper und im Gegenzug Kohlendioxid zur Lunge zurückzutransportieren.

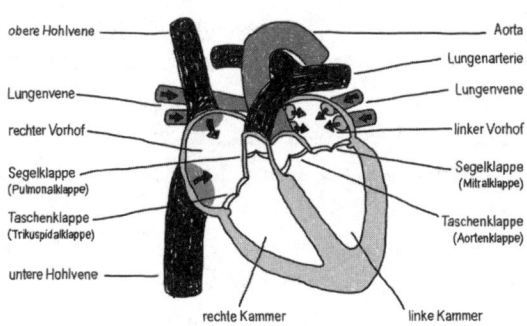

So sieht das menschliche Herz von innen aus

Also, du bist jetzt ein Ery (so nennen Mediziner diese Teile flapsig). Stell dir vor, du bist gerade dabei, Kohlendioxid – gebunden an das Hämoglobin – aus einem Organ des Körpers, etwa dem Gehirn, durch ein Blutgefäß in Richtung Herz zu befördern. Dann befindest du dich in einer Vene. Denn alle Adern, die Blut zum Herzen hin transportieren, heißen Venen, alle, die umgekehrt Blut vom Herzen weg in den restlichen Körper befördern, Arterien. Nach einigen Abzweigungen kommst du in der oberen Hohlvene an, einem Gefäß, das direkt ins Herz mündet. Dorthinein wirst du kohlendioxidbeladen gespült und befindest dich nun im rechten Vorhof. Von dort geht's weiter in die rechte Herzkammer. Nicht trödeln, das hier ist kein Stadtbummel, wir haben eine Mission!

Zwischen rechtem Vorhof und rechter Kammer passierst du eine Herzklappe, genauer gesagt eine Segelklappe, die von Medizinern Triskuspidalklappe genannt wird, weil sie aus drei Segeln besteht (das lateinische Wort »cuspis« bedeutet »Spitze« oder »Segel«). Hast du den rechten Vorhof über diese Klappe verlassen, gibt es beim gesunden Herzen kein Zurück mehr. Denn alle Herzklappen arbeiten wie ein Ventil, das heißt, sie öffnen sich nur in eine Richtung. So verhindern sie zuverlässig, dass dich der Blutstrom aus der rechten Kammer in den Vorhof zurückspült. Blut fließt also im gesunden Herzen immer nur in eine Richtung und schwappt nicht etwa zwischen Kammer und Vorhof hin und her.

Anschließend verlässt du die rechte Kammer über eine weitere Herzklappe, die Pulmonalklappe, in Richtung Lunge.[3] Nach dem Passieren dieser Klappe befindest du dich in der Pulmonal- oder Lungenarterie. Womit klar ist, dass der

....

3   »Pulmo« ist griechisch für »Lunge«.

oft gehörte Satz »Arterien transportieren sauerstoffreiches Blut und Venen sauerstoffarmes« Unsinn ist. Denn du hast ja immer noch dein Kohlendioxid bei dir, bist also »sauerstoffarm«. Trotzdem schwimmst du gerade in einer Arterie. Daher noch einmal: Arterien befördern Blut vom Herzen weg und Venen zum Herzen hin (wobei es allerdings auch von dieser Regel kleine Ausnahmen, beispielsweise im Bereich der Leber, gibt).[4]

In der Lunge angekommen, erfüllst du deine erste Mission als Ery, gibst dein Kohlendioxid ab und tankst stattdessen Sauerstoff, um damit beladen über die Pulmonalvene (!) die Rückreise zum Herzen anzutreten. Dort fließt du mit deinen Artgenossen in den linken Vorhof und dann weiter über eine dritte Herzklappe in die linke und letzte Herzkammer der Reise. Die Klappe zwischen linkem Vorhof und linker Kammer heißt Bikuspidal-[5] oder auch Mitralklappe, da ihre Form an die Bischofsmütze, die Mitra, erinnert.

Die linke Herzkammer ist der Bodybuilder in der Welt der Herzhöhlen, ihre Muskelwand ist mit Abstand die dickste. Schließlich muss sie eine Menge Druck aufbauen, um das Blut in ständiger Bewegung zu halten und bis in den hintersten Winkel unseres Körpers zu pumpen. Weiter geht's durch die letzte Klappe, die Aortenklappe, in die Hauptschlagader, die Aorta. Die macht um das Herz einen schwungvollen Bogen, von dem aus Äste für den Kopf und die Arme abgehen. Dann zieht sie weiter in den Bauchraum, wo sie sich in immer kleinere Äste verzweigt und sämtliche Organe und Gewebe, bis hinab in die Zehenspitzen, mit frischem Blut versorgt.

Damit befinden wir uns auf dem Höhepunkt des Her-

....

4   Siehe Seite 42, Pfortaderkreislauf.
5   zweisegelige Klappe

zensdramas. Alles funktioniert, das Herz und die Blutgefäße scheinen ein unkaputtbares System zu sein. Doch eine tragische Kehrtwende bahnt sich an.

Vierter Akt –
Das kranke Herz

Schon nach 25 Jahren beginnen sich erste »Verkalkungen« an den Wänden der Herzkranzgefäße (das sind die Arterien, die den Herzmuskel selbst mit Blut versorgen) abzulagern. Das ist zu diesem Zeitpunkt noch nicht dramatisch, aber hier wird schon der Grundstein für eine folgenschwere Erkrankung gelegt: die Arteriosklerose, besser bekannt als »Gefäßverkalkung«. Sie ist die Ursache Nummer eins für die beiden häufigsten Todesursachen weltweit, den Herzinfarkt und den Schlaganfall. Die Ablagerungen in der Gefäßwand werden mit der Zeit nämlich immer dicker und verschließen die Adern erst teilweise und im schlimmsten Fall irgendwann vollständig (wie eine verkalkte Wasserleitung).

Im Fall der Herzkranzgefäße werden so mehr oder minder große Abschnitte des Herzmuskels nicht mehr ausreichend mit Nahrung und Sauerstoff versorgt und verändern sich. Das ist der berühmt-berüchtigte Herzinfarkt. Minderversorgte Bereiche werden in eine Art Narbengewebe umgewandelt, das sich nicht mehr aktiv am Herzschlag beteiligt. Und ein Team ist bekanntlich immer nur so gut wie sein schwächstes Glied. Die Folge: Das Herz büßt an Kraft und Ausdauer ein.

Im Theater spricht man an dieser Stelle vom retardierenden Moment, also dem Augenblick der Verlangsamung vor dem großen Finale. Im Fall des Herzinfarktes übernimmt die Rolle der Verlangsamung die Medizin. Um die unausweichliche Katastrophe hinauszuzögern oder, besser noch, zu verhindern, kann man zum Beispiel Medikamente verabreichen, Herzkatheter-Behandlungen (mittels eines dünnen, direkt in die Kranzgefäße vorgeschobenen Schlauches) durchführen und zudem versuchen, die Lebensumstände des Betroffenen so zu verändern, dass das Herz entlastet und das Risiko eines weiteren Infarktes möglichst gering gehalten wird.

Fünfter Akt –
Das (k)alte Herz

Schmerzen in der Brust. Das Herz ist aus dem Takt. Horcht man mit dem Stethoskop den Brustkorb ab, hört man nicht mehr Bu-Bumm, Bu-Bumm, Bu-Bumm. Vielmehr klingt es eher wie Bu-.......Bumm, Bu-Bu-Bumm, Bumm, Bu-Bumm. Atemnot und Kraftlosigkeit stellen sich ein. Nach fast einem Jahrhundert ununterbrochenen Schlagens ist das Herz merklich schwächer geworden und hat eine Menge mitgemacht. Gerade erlebt es seinen dritten Herzinfarkt. Es pumpt immer kraftloser, in einem letzten Aufbegehren versucht es noch einmal, alles aus sich rauszuholen, indem es schneller arbeitet. Doch am Ende ist alles vergebens. Das Herz funktioniert nicht mehr richtig, zuckt nur noch kurz und unkoordiniert und bleibt schließlich stehen. Das war's dann.

Das ist das unabwendbare Ende des Dramas. Vorhersehbar, aber dennoch tragisch. Obwohl wir den Herzstillstand natürlich alle einmal erleben werden. Doch die Zeit, bis es so weit ist, muss nicht dramatisch sein. Ganz im Gegenteil: Ein herzensgutes Leben ähnelt eher einer Komödie. Am Ende bleibt die Pumpe zwar auch stehen, aber vorher hat man wenigstens viel gelacht und eine erfüllte Zeit gehabt.

Denn das Gute ist: Jeder kann Vorkehrungen treffen, um den Herzstillstand so spät wie möglich zu erleben. Und im besten Fall geschieht das, ohne dass Herz- und Gefäßprobleme einem das Dasein vermiesen.

Der erste Schritt in die richtige Richtung ist Humor. Ab und zu ist das Leben zwar eine bitterernste Angelegenheit, aber mit einem Lächeln auf den Lippen ist alles leichter. Versuch es mal mit Lachyoga. Oder gib »Quadruplet Babies Laughing« bei YouTube ein.

Nicht nur Hypochonder neigen dazu, in unbedeutende Symptome todbringende Krankheiten hineinzuinterpretieren. Von dieser lähmenden Angewohnheit bist du, bin ich, sind wir alle nicht frei. Das Tolle ist allerdings: In der Regel ist der Mensch erst einmal gesund. Was zum Glück auch für das Herz gilt. Denn wenn sich in unserem Körper etwas merkwürdig anfühlt, ist es meist nicht die seltene Krankheit, die uns in wenigen Stunden dahinraffen wird, sondern etwas ganz und gar Harmloses. Getreu meinem Lieblingsspruch: »Wenn man vor dem Fenster Hufgetrappel hört, ist es meist kein Zebra.« Dem persönlichen Glück und der körperlichen Unversehrtheit steht also gar nicht so viel im Wege. Trotzdem macht es mir hin und wieder Freude, genau auf mein eigenes Herz zu hören.

HERZKLAPPENPOKER

Ich liege im Bett und höre meinem eigenen Herzen beim Arbeiten zu. Es schlägt etwas kräftiger als sonst, denn ich bin vor dem Schlafengehen noch einige Bahnen geschwommen. Ich schaue auf meinen Wecker und zähle in 15 Sekunden 19 Schläge. Ich rechne: 4 mal 19, das ist 19 mal 2 mal 2. Oder 2 mal 38, also 76 Schläge in der Minute. Ich schaue an mir herunter und sehe, wie sich mein Brustkorb mit jedem Herzschlag mitbewegt.

Als angehender Mediziner habe ich ein Stethoskop griffbereit in der Nähe und höre mich ab. Bu-Bumm, Bu-Bumm, Bu-Bumm, Bu-Bumm, Bu-Bumm. Ich bin gerade 25 Jahre alt geworden. Etwa 900 Millionen Mal hat mein Herz schon so geschlagen. Voller Pflichtbewusstsein und unbeirrt seiner Aufgabe folgend, mich am Leben zu halten. Danke, liebes Herz, dass du diese monotone Arbeit für mich erledigst.

Doch lauscht man genauer, fällt etwas auf: So monoton ist die Arbeit des Herzens gar nicht. Es macht schließlich nicht einfach nur wie der Bass aus dem Lautsprecher Bumm, Bumm, Bumm, Bumm. Im Gegenteil: Es scheint, als sei da noch eine Art Echo zu hören. Bu-Bumm, Bu-Bumm, Bu-Bumm. Ein Herzschlag besteht nämlich nicht nur aus dem Zusammenziehen des gesamten Herzens, sondern aus einem zeitlich abgestimmten Zusammenspiel von Vorhof- und Kammermuskulatur sowie dem Öffnen und Schließen der Herzklappen.

Zuerst ziehen sich die Vorhöfe zusammen und drücken Blut in die Kammern. Diesen Vorgang kann man mit dem Stethoskop normalerweise nicht belauschen. Kurze Zeit danach, im Normalfall etwa 150 Millisekunden später, ziehen sich die Kammern zusammen und befördern das Blut weiter in die Lunge und schließlich in den Körper. Das Zusammenziehen der Kammermuskulatur verursacht das »Bu«. Das darauffolgende »Bumm« wird jedoch nicht vom Herzmuskel selbst, sondern vom Schluss der Taschenklappen an der Aorta und der Lungenarterie verursacht. Ich setze das Stethoskop an einen anderen Punkt meines Brustkorbes. Der Ton verändert sich. Etwas weiter oben ist er wieder anders. Ich könnte Stunden damit zubringen, meinem Herzen zuzuhören.

Das, was mich an diesem Abend besonders begeistert, sind vor allem die Töne, die von meinen Herzklappen ausgehen. Die sorgen ja dafür, dass sich das Blut auf der Reise durch unser Herz immer nur in eine Richtung bewegt und nicht plötzlich den Rückweg antritt. Wie wir gesehen haben, unterscheidet man vier Klappen, von denen zwei Segel- und zwei Taschenklappen sind. Immer im Wechsel öffnen und schließen sie sich. So entstehen Geräusche, die sich je nach Herzklappe unterscheiden. In der Medizin unterscheidet man vier Herztöne, von denen wir mit dem Stethoskop allerdings nur zwei hören kann.

Der erste tiefere Herzton entsteht durch das Zusammenziehen der Muskulatur der Herzkammer. Daher nennt man ihn auch den »Muskelanspannungston«. Der zweite, höhere Ton dauert nicht ganz so lang wie der erste, ist etwas lauter und heller. Man bezeichnet ihn auch als Klappenschlusston, denn er entsteht durch das Verschließen der beiden Taschenklappen. Während des Einatmens kann dieser Ton seinen Klang verändern und sich aufspalten.

Die Aortenklappe schlägt hierbei etwas früher zu als die Pulmonalklappe.

Kinder und Jugendliche tönen mehr rum als Erwachsene – ihr Herz tut es ihnen gleich. Denn weder den dritten noch den vierten Ton kann man bei einem gesunden Erwachsenen mit dem Stethoskop wahrnehmen, gelegentlich aber bei Jugendlichen. Den dritten Ton hört man, wenn sich die linke Herzkammer füllt. Das ist vor dem Erwachsenenalter ganz normal. Ist der dritte Ton bei einem Erwachsenen zu hören, kann das auf Probleme hindeuten. Genauer gesagt auf Probleme mit der Bikuspidalklappe zwischen linkem Vorhof und linker Kammer,[6] auf eine krankhafte Aufblähung der Herzkammer[7] oder auf eine Herzinsuffizienz (unzureichende Herzarbeit). Und wenn die Restmenge Blut in der Kammer beim erneuten Volllaufen zu groß ist, schwappt das einfließende Blut gegen diesen Rest, und das erzeugt ebenfalls einen Ton.

Der vierte Ton wird durch die Anspannung der Vorhöfe erzeugt. Tritt er bei Erwachsenen auf, kann er auf Bluthochdruck, eine Vergrößerung der Muskelwanddicke oder eine Stauung im Ausflusstrakt der linken Herzkammer oder – seltener – eine Verengung der Aortenklappe, eine sogenannte Stenose, hinweisen. In der Regel folgt ihm direkt der erste Herzton.

Das alles mit dem Stethoskop zu hören ist jedoch eine echte Kunst. Es gibt Mediziner, die ein derart geschultes Gehör haben, dass sie damit nicht nur die kleinsten Veränderungen am Herzen erkennen, sondern sogar kleine Mikrotumoren in der Lunge. Dazu setzt man das Stetho-

....

6 Das nennt man auch »Mitralklappeninsuffizienz«, also eine Fehlfunktion der Mitralklappe.
7 Ventrikeldilatation

skop auf den Brustkorb und beginnt an bestimmten Stellen zu klopfen. Anhand des Echos soll es möglich sein, solche Tumore zu identifizieren. Mir ist so eine beeindruckende Leistung allerdings noch nie gelungen, aber auch hier macht wohl ständige Übung den Meister.

Das Stethoskop ist mir dennoch immer eine große Hilfe, nicht nur um das Herz, sondern auch den Rest des Körpers abzuhören. Ich bin im Harz aufgewachsen, in einer Gegend, die im Sommer bei Motorradfahrern sehr beliebt ist. Da passieren in der Saison häufig schwere Unfälle, und nicht selten sind die Folgen solcher Horror-Crashs üble Verletzungen. Komme ich dann als Rettungssanitäter an den Unfallort, höre ich zuerst die Lungenflügel und den Bauchraum ab. Denn immer wieder hört man bei solchen Patienten trotz vorhandener Atmung auf einer Brustkorbseite keine Atemgeräusche.

Die Ursache für diesen scheinbaren Widerspruch ist meist ein zusammengefallener Lungenflügel (Pneumothorax) auf dieser Brustkorbseite, manchmal auch eine Blutansammlung im Brustraum (Hämatothorax) oder schlimmstenfalls die Kombination aus beidem (Hämatopneumothorax). Klopft man zusätzlich beim Abhören auf den Brustkorb (in der Medizin nennt man das »perkutieren«), kann man anhand des Schalls Luft und Blutansammlung unterscheiden. Eine Luftansammlung klingt eher wie ein Trommelschlag, während eine Flüssigkeitsansammlung den Klopfschall etwa so dämpft, als würde man auf eine wassergefüllte Pauke hauen. Wenn der Patient jetzt noch singen und Gitarre spielen würde, wäre er fast reif für die Bühne, müsste er nicht noch weiter behandelt oder untersucht werden.

Bei einer normalen Untersuchung wird oft der Bauch abgehört, um die Darmfunktion zu überprüfen. Nach einem

Motorradunfall hört man den Bauch dagegen klopfender-
weise ab, um auch hier Flüssigkeitsansammlungen und
Blutungen auszuschließen oder zu bestätigen. Du siehst:
Das Stethoskop ist alltäglicher und nützlicher Begleiter in
der Medizin und bei Behandlungen, vor allem am Herzen,
nicht wegzudenken.

Doch es hat wie alles seine Grenzen. Zwar gibt es Kardio-
logenstethoskope, mit denen man fast die Regenwürmer
kriechen hört, doch alles kann man auch damit nicht erkennen. Zum Beispiel den dritten und vierten Herzton. Dann
ist eine spezielle Ultraschalluntersuchung des Herzens,
ein sogenanntes Herz-Echogramm (Echokardiogramm),
angebracht. Auf diese Weise kann man beispielsweise die
Größe des Herzens, der Kammern und Vorhöfe, die Dicke
der Wände, die Beweglichkeit des ganzen Herzens, seiner
Klappen und fehlerhafte Blutströme feststellen. Oft bekommt der Arzt so Hinweise auf eine krankhafte Herzver-
änderung, seien es Klappenfehler oder Engstellen in herz-
nahen Blutgefäßen.

Während des Studiums habe ich einen Merksatz gelesen, der mir seither nicht mehr aus dem Kopf geht: »Anton
pokert mit Tom um 22:54«. Das klingt erst mal nach allem
anderen als einer medizinisch relevanten Information. Es
sei denn, man will sich die Punkte merken, an denen das
Stethoskop zur Kontrolle der Herzklappen aufgesetzt wird.

Das Einzige, was man sich neben dem Satz und der
Kombination rechts-links-links-rechts einprägen muss, ist
nämlich, dass die Uhrzeit für die Zwischenrippenräume 2,
4 und 5 steht und die Anfangsbuchstaben des Merksatzes
identisch mit denen der Klappen (Aorten-, Pulmonal-, Mi-
tral- und Trikuspidalklappe) sind. Weiß man das, kann man
recht genau seinen eigenen Herzklappentönen und, falls
vorhanden, -geräuschen zuhören. Doch die Beurteilung ist

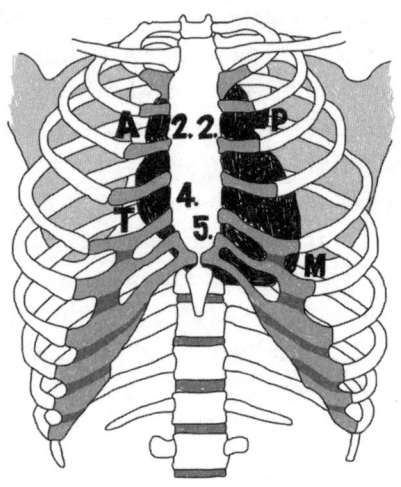

Anton pokert mit Tom um 22:54 – an diesen
Punkten setzt man das Stethoskop auf.

kompliziert und sollte erfahrenen Kardiologen überlassen
bleiben, denn die haarfeinen Unterschiede zu erkennen ist
ohne jahrzehntelange Praxis kaum möglich.

Allein für die Lautstärke von Herzgeräuschen gibt es
sechs Abstufungen, von »nur mit Mühe hörbar« über »laut,
jedoch ohne Schwirren« bis hin zu »ohne Stethoskop hörbares, maximal lautes Geräusch«. Zusätzlich unterscheidet
man die Geräuschentwicklung nach Kriterien wie Crescen-
do- oder Decrescendoform, also lauter oder leiser werdend,
Spindelform, bei der das Geräusch anfangs leise, mittig
lauter und am Ende wieder leiser wird und Bandform, einer permanent gleichbleibenden Lautstärke. Das Herz ist
ein Instrument mit tausend Möglichkeiten, es zu bespielen.

Auf der Basis solcher Auffälligkeiten kann man dann geeignete Schritte zur Behandlung von Herzklappenproblemen einleiten.

Das Zusammenspiel der Herzkomponenten wie Klappen, Vorhöfe und Kammern ist komplex, aber enorm spannend. Doch der tollste und stärkste Motor bringt nichts, wenn es keine Straße gibt, um ihn auszufahren. Nichts anderes als »die Straße« ist unser Blutgefäßsystem, ohne das unser Herz als zentrale Pumpe keinen Sinn ergäbe. Denn Kraft und Ausdauer des Herzens sowie sein Feinbau mit Klappen und Reizleitungssystem dienen nur einem einzigen Zweck: mit Vollgas Blut in die Bahn zu schicken.

DIE KÖRPERAUTOBAHN

Unsere Blutgefäße bringen Blut und Nährstoffe auch in den entlegensten Winkel unseres Körpers. Tatsächlich gibt es nur wenige Regionen, die nicht von ihnen durchzogen werden. Dazu zählen die Hornhaut des Auges, der Zahnschmelz, die Haare, die Fingernägel und die alleräußerste Hautschicht. Um das Blut aber zu transportieren, brauchen wir ein vernünftiges Rohrsystem: die Blutgefäße. Die sind gleichsam die Autobahnen unseres Körpers. Mit der Einschränkung allerdings, dass Arterien, Venen und Kapillaren (die feinsten Verästelungen der Gefäße in den Geweben) im Vergleich zu den Autobahnen Deutschlands mehr als das Zehnfache an Länge aufweisen – etwa 150 000 Kilometer.

Im Gegensatz zu etwa den Rohren unserer Kanalisation sind die Blutgefäße zudem viel elastischer. Das ist sinnvoll, damit der Körper den Durchmesser seiner Gefäße selbst verändern kann. Nur so ist es ihm möglich, bestimmte Organe und Strukturen mal mit mehr, mal mit weniger Blut zu versorgen, je nachdem, wer gerade besonders viel oder wenig Nähr- und Sauerstoff braucht. Das ist im Grunde wie bei einem Automotor: Je mehr Gas man gibt, desto mehr Benzin wird in die Zylinder gespritzt.

Wenn wir gerade eine Runde joggen, müssen die Muskeln besser durchblutet werden, um deren erhöhten Sauerstoffbedarf zu befriedigen. Dabei steigt gleichzeitig auch die Durchblutung der Haut, was dem Blut die Möglichkeit gibt, an der durch Schwitzen feuchten und kühlen Oberfläche ein wenig Wärme an die Umgebung abzugeben. Dafür reduziert unser Körper unter anderem die Blutmenge für den Darm. Verdauen können wir schließlich später. Ähnlich funktioniert es auch mit der Lunge: Wird in einem ihrer Abschnitte nur wenig Sauerstoff registriert, so verengen sich dort die Gefäße. Wo nichts zu holen ist, fließt das Blut auch nicht hin.

All das klappt nur, da Arterien und Venen elastische Strukturen sind. Zwar sind sie in ihrem Aufbau ähnlich, zeigen aber doch gewisse Unterschiede. Bei allen ist die Wand aus drei Schichten aufgebaut, wobei die innere Schicht aus Stützgewebe und der sogenannten Endothelschicht besteht. Die Endothelzellen kleiden ein Blutgefäß von innen aus, dienen also als Barriere zum Gewebe und können aktiv in die Herz-Kreislauf-Regulation eingreifen. Sie sind die Inneneinrichtung und die Raufasertapete im Blutgefäß, haben aber viel mehr drauf. Sie setzen zum Beispiel Stickstoffmonoxid frei, das dafür sorgt, dass sich Blutgefäße am Herzen oder in der Skelettmuskulatur weitstellen. Das passiert etwa bei körperlicher Belastung, wodurch mehr sauerstoffreiches Blut bei den Muskeln ankommt.

Die mittlere Schicht ist muskulös, genauer gesagt, setzt sie sich aus elastischen Fasern und glatten Gefäßmuskelzellen zusammen, die kreisförmig um das Blutgefäß herum verlaufen. Hier greifen die Fasern des vegetativen, also nicht unserem Willen unterworfenen Nervensystems ein und regulieren die Blutgefäßweite durch An- oder Entspannung der Gefäßmuskelzellen. Denn je weiter ein Gefäß ist, desto mehr Blut fließt logischerweise hindurch.

Die äußerste Schicht der Blutgefäße besteht aus Bindegewebsfasern, die die Arterie oder Vene mit den umliegenden Körperteilen verbinden. In dieser Schicht verlaufen die

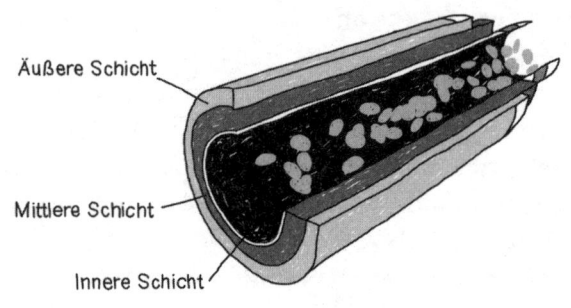

Äußere Schicht

Mittlere Schicht

Innere Schicht

Der Aufbau einer Blutgefäßwand

Nerven, die die glatte Gefäßmuskulatur steuern. Doch auch die Blutgefäße selbst brauchen Sauerstoff. Dazu sind sie mit kleinsten Adern, den sogenannten Vasa vasorum überzogen, die ihnen alles liefern, was sie für ihre Arbeit brauchen. Diese »Gefäße für die Gefäße« verlaufen ebenfalls in der äußersten Schicht.

Die Arterien sind quasi die Sportler unseres Körpers und die Venen die Pummelchen. Im schichtweisen Aufbau grundsätzlich gleich, sind Arterien erheblich muskulöser aufgebaut. Dafür sind Venen in ihrem Inneren weiter. Das liegt unter anderem daran, dass in Arterien ein höherer Druck herrscht, dem sie entgegenwirken müssen, um nicht wie ein wassergefüllter Luftballon zu einer wabbeligen Blase zu werden.

Bei den Arterien unterscheidet man drei Typen: den elastischen und den muskulären Bautyp sowie die kleinsten arteriellen Äste, die Arteriolen. Den elastischen Bautyp findet man in Herznähe, einer der bekanntesten Vertreter ist die größte Arterie unseres Körpers: die Aorta, unsere Hauptschlagader. Sie ist etwa so dick wie ein Gartenschlauch. Beim Herzschlag weitet sie sich und nimmt so mehr Blut auf, anschließend zieht sie sich zusammen und erhält so den Innendruck aufrecht. Diese sogenannte Windkesselfunktion sorgt maßgeblich für einen gleichmäßigen Blutstrom Richtung Körperperipherie.

Die Arterien verändern also durch An- oder Entspannung der Wandmuskulatur ihre Größe und damit die Blutmenge zu Muskeln und Organen. Fast am Ziel angekommen, zweigen sie sich zu kleinsten Arteriolen auf. Die werden immer kleiner, bis die Wand nicht mehr aus drei Schichten, sondern einer einzigen Schicht von glatten Kapillarepithelzellen besteht. Von da an spricht man von Kapillaren. Ein sehr umfangreich verflochtenes Netzwerk aus kleinsten Blutgefäßen, die teilweise so eng sind, dass die Blutkörperchen nur noch im Gänsemarsch hintereinander durchmarschieren können, findet man in allen blutdurchflossenen Teilen unseres Körpers.

Die Kapillaren stellen die Verbindung zwischen dem arteriellen Hochdruck- und dem venösen Niederdrucksystem dar. Und weil deren Wand nur aus einer einzigen Zellschicht besteht, kann der Sauerstoff viel leichter als bei den anderen Gefäßen aus diesen heraus ins umliegende Gewebe strömen. So durchlässig ist das Endothel, dass im Fall einer Entzündung sogar weiße Blutkörperchen – und die sind zum Teil ganz schön dick – die Blutbahn verlassen können. Schließlich nimmt das Blut aus den Zellen das dort angefallene Kohlendioxid auf und fließt durch Venolen in immer größere Venen und am Ende zum Herzen zurück.

Zwischen Arterien und Venen herrscht bis auf kleine Ausnahmen eine klare Aufgabenteilung. Die Arterien führen in der Regel sauerstoffreiches Blut vom Herzen weg, Venen bringen sauerstoffarmes Blut zurück. Ausnahmen von dieser Regel stellen diejenigen Venen dar, die Blut von einem Organ zu einem anderen und nicht direkt zum Herzen befördern, etwa das Pfortadersystem der Leber. Durch dieses wird das Blut aus dem Darm zur Leber transportiert, bevor es zum Herzen weitergeleitet wird. Das ist praktisch, denn manche Gifte, die mit der Nahrung aufgenommen wurden, können so direkt in der Leber abgebaut werden, bevor sie im Körper Schaden anrichten.

Lungenvene und -arterie sind, wie wir gesehen haben, ebenfalls Ausnahmen. Die Lungenarterie führt wie alle ihre Arterien-Kollegen zwar vom Herzen weg, transportiert aber kein sauerstoffreiches Blut, sondern solches, das erst in der Lunge mit Sauerstoff angereichert wird. Anschließend fließt es mit Sauerstoff bepackt von der Lunge über die Lungenvene zum linken Herzvorhof zurück. Schließlich wird das Blut über die linke Kammer und die Aorta, unsere Hauptschlagader, in den Körperkreislauf ausgeworfen. Diesen Herzschlag können wir als Puls fühlen.

Was man dabei wirklich spürt, sind die Ausdehnung und das Zusammenziehen einer Arterie. Dafür muss sie möglichst an der Körperoberfläche verlaufen, was jedoch bei den meisten Arterien nicht der Fall ist. Lediglich an wenigen Stellen am Fuß, in der Leiste, in der Achselhöhle, am Hals und am Unterarm kann man den Puls gut ertasten. Ein komisches Gefühl, den Strom unseres Bluts so deutlich zu spüren, oder? Da wird einem erst richtig bewusst, was der Körper unter der Hautoberfläche so alles treibt.

Dass Arterien so selten an der Körperoberfläche verlaufen, hat die Evolution schlau eingerichtet. Denn eine verletzte Arterie blutet sehr stark. Was wäre das sonst für eine Sauerei, wenn man sich beim Möhrchenschnippeln in den Finger schneidet – um am Ende schlimmstenfalls auch noch zu verbluten. Verläuft eine Arterie dagegen tiefer im

Gewebe, muss schon mehr kommen als ein kleiner Kratzer, um sie zu verletzen.

Nachdem wir also an der Schnittwunde am Finger nicht vollständig verblutet sind, stellt sich die Frage, wie das Blut aus der Fingerspitze zurück zum Herzen kommt. Schließlich soll es in der Lunge ja wieder mit Sauerstoff angereichert werden. Dazu fließt es über kleine Venolen und Venen zurück Richtung Herz. Bevor es den rechten Vorhof erreicht, sammelt es sich in zwei großen Gefäßen, der oberen und unteren Hohlvene. In die obere Hohlvene fließt das Blut aus dem Oberkörper, den Armen und dem Kopf und in die untere aus den Organen im Bauchraum, aus den Beinen und dem Rumpf.

Doch wie schafft das Blut aus den Venen des Unterschenkels die 130 Zentimeter Kletterpartie zum Herzen? Das gelingt nur, weil in die Venen alle paar Zentimeter ventilartige Klappen eingebaut sind, die sich in Richtung Kopf öffnen lassen, in die andere Richtung aber nicht. Wie die Klappen im Herzen verhindern sie den Rückfluss des Blutes. Und wenn wir uns bewegen, erledigt das um die Gefäße liegende Muskelgewebe den Rest der Arbeit und presst das Blut weiter Richtung Herz. Das nennt man treffend Muskelpumpe.

Mit steigendem Lebensalter kann es nun aber passieren, dass mehr und mehr Venenklappen kaputtgehen und ihren Dienst einstellen. Dann steigt jedes Mal der Druck auf die darunter liegende, noch intakte Klappe, und das dazwischenliegende Venenstück weitet sich auf. Eine unschöne Folge sind Krampfadern, die ihre Ursache allerdings auch in einer allgemeinen Bindegewebsschwäche haben können. Die ist wiederum oft auch Ursache eines anderen unschönen Gefäßproblems: Hämorrhoiden. Ein Leiden, bei dem sich die Arterien und Venen des Enddarms erweitern und für blutigen Juckreiz an der Hintertür sorgen.

Doch nicht nur die Venenklappen und die Muskelpumpe sind für den Rücktransport des Blutes zum Herzen wichtig, sondern auch unsere Atmung. Denn ist das Blut erst mal im Brustkorb angekommen, hilft unsere Atemmuskulatur beim Transport zum rechten Vorhof weiter. Das liegt daran, dass der Druck im Brustkorb bei der Bauchatmung sinkt, wodurch die untere Hohlvene das Blut aus der unteren Körperregion leichter aufnehmen kann. Während des nachfolgenden Ausatmens hingegen steigt dann der Druck auf die Gefäße wieder, und das Blut wird regelrecht in den rechten Vorhof gepresst.

Solange all diese Systeme gut funktionieren und überall im Körper ausreichend Blut vorhanden ist, haben wir meist keine Probleme. Die Zellen sind versorgt und wir leben fröhlich vor uns hin. Doch es wäre zu schön, um wahr zu sein, wenn dieses System nicht auch fehleranfällig wäre. Und tatsächlich gibt es im Blutgefäßsystem wie auf einer echten Autobahn stockenden Verkehr und, wenn es hart auf hart kommt, sogar einen Stau.

DIE KARDIALE ROHRVERSTOPFUNG

ALLES ÜBER DEN HERZINFARKT
UND WIE ER ENTSTEHT

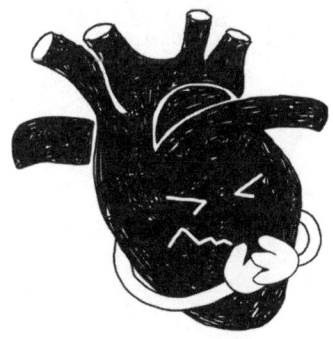

DAS ERSTE MAL

Ein grauer Samstag im Herbst. Der Wind peitscht über die Wiesen, und Regen prasselt in Wogen auf den Asphalt. Auf der Straße kaum ein Mensch, allenfalls gelegentlich mal ein Auto. Seit meinem ersten Tag in der Notaufnahme ist mehr als ein Jahr vergangen. Mittlerweile bin ich Einsatzsanitäter, habe Lehrgänge besucht und darf mein erstes Rettungswachenpraktikum absolvieren. Ich bin auf dem Weg zur Wache, zu meiner ersten Schicht, zu Fuß. Das fiese Wetter stört mich ebenso wenig wie der Umstand, dass ich in meiner Zerstreutheit nicht nur meinen Regenschirm und wasserdichte Schuhe, sondern auch mein Frühstück zu Hause vergessen habe. Aber der Weg ist nicht weit, und meine Erwartungen an den Tag sind ungebrochen hoch.

Voller Vorfreude fiebere ich dem ersten Einsatz in einem Rettungswagen entgegen. Wie sich das wohl anfühlen wird? Immer auf Achse, Blaulicht und Martinshorn, absolute Konzentration auf den Notfall, Krankheiten, Unfälle und dabei den Naturgewalten trotzen? Ich bin bereit. Noch ahne ich nicht, dass an diesem Tag nicht nur mein Selbstbewusstsein ins Wanken geraten, sondern auch mein Entschluss, Arzt zu werden, auf eine schwere Probe gestellt werden wird.

Nach einer kurzen Begrüßung in der Rettungswache bekomme ich meine Uniform. Sie passt wie angegossen, und ich trage sie mit stolzgeschwellter Brust. Ich erhalte einen handlichen Funkmeldeempfänger, der mich durch schrilles

Piepsen auf einen Einsatz aufmerksam machen wird. Anschließend gibt es eine Einweisung über die verschiedenen Gerätschaften der Fahrzeuge.

Während ich in der Fahrzeughalle mit meinen Kollegen plaudere, betritt unser Wachleiter mit leicht säuerlicher Miene den Raum. »Hallo, Herr von Borstel, schön, dass Sie da sind. Wie es aussieht, haben Sie die Einweisung beendet und Anschluss gefunden«, bemerkt er kühl.

»Ja, ja, hab ich«, stottere ich. »Ich freue mich sehr, hier sein zu dürfen!«

Er mustert mich ruhig, seine Mundwinkel wandern langsam nach oben, und er sagt, er habe eine wichtige und verantwortungsvolle Aufgabe für mich. Zehn Minuten später trotze ich dann zum ersten Mal mit voller Leistung den Naturgewalten. Mit einem Besen. In der Einfahrt.

Ist das ein Test? Eine Art Einstandsritus? Mir egal. Ich trage stolz meine leuchtende Uniform durch den Regen und tue laubkehrenderweise, wie mir geheißen. Nach einer knappen Stunde beende ich meinen Kampf gegen die Windböen und ziehe mich in den Aufenthaltsraum der Rettungswache zurück. Dort sind Sofas, ein Fernseher, eine kleine Küche und ein Bücherregal untergebracht, aus dem ich mich prompt bediene. Die Zeit vergeht, doch von meinem Funkmeldeempfänger ist kein Mucks zu hören. Obwohl meine Kollegen mit ihren Geräten am Gürtel vollkommen ruhig neben mir sitzen, kontrolliere ich alle paar Minuten den Batteriestand. Wo bleiben die Notfälle? Am Nachmittag machen wir uns eine Suppe. Ich spüle ab. Sonst geschieht nichts.

Es ist ungewöhnlich, dass in einer zwölfstündigen Schicht nichts passiert. Noch zwei Stunden und wir steuern geradewegs auf eine komplette Nullschicht zu.

Ein wenig frustriert gehe ich die Treppe hinunter in die

Fahrzeughalle und öffne die Seitentür des Rettungswagens. Ich schaue noch einmal in sämtliche Schubladen und versuche mir das Ordnungssystem der Notfallrucksäcke einzuprägen.

Und dann, als schon keiner mehr daran glaubt, passiert es doch noch. Erst vibriert es an meinem Gürtel, und auf einmal ertönt ein aufdringlicher Signalton. Ein Einsatz! Die Kollegen kommen die Treppe runtergerast, und wenige Sekunden später sind wir mit Blaulicht und Tatütata auf der Straße. Die einzigen Informationen, die wir haben, sind ein Name, eine Adresse und der Hinweis, dass der Patient schlecht Luft bekommt.

Stefan, Sina und ich kommen bei einem Einfamilienhaus an. Ich schnappe mir den Notfallrucksack und die mobile Sauerstoffflasche und mein Kollege Stefan das EKG-Gerät.[8] Wir steuern zielstrebig auf die Haustür zu. Ich bin motiviert bis in die Haarspitzen, nichts kann mich aufhalten. Fast nichts. Abrupt findet meine Mission ein vorläufiges Ende, als ich voller Enthusiasmus gegen die abgeschlossene Haustür laufe. Langsam! Erst mal klingeln. Das Licht geht an.

»Ich komme gleich«, hören wir eine betagte Frauenstimme von drinnen. Hinter einem bodentiefen Fenster zeichnet sich die Silhouette einer Gestalt ab. Sie geht gebückt und sehr langsam. »Nur Geduld«, sagt sie durch das trübe Fenster. Wir warten. Ich stehe total unter Strom, bin aber beeindruckt von der Ruhe, die die Frau hinter der Scheibe ausstrahlt.

Dann wird endlich das Schloss entriegelt, und eine

....

8 Gerät zur Ableitung der elektrischen Herzaktion in Form eines Elektrokardiogrammes, siehe ab Seite 161: »Siehst du den Kirchturm, ist der Friedhof nicht weit«.

Dame mit schneeweißer Dauerwelle öffnet uns die Tür. Sie lächelt. »Kommen Sie doch rein«, sagt sie freundlich und gibt den Weg frei.

»Haben Sie uns angerufen?«, fragt Sina.

»Ja, mein Mann ist im Wohnzimmer. Er bekommt wieder mal kaum Luft«, seufzt sie.

Ich trotte meinen Kollegen voll beladen durch einen dunklen Flur in das nicht viel heller ausgeleuchtete Wohnzimmer hinterher. Die Rollläden sind halb heruntergefahren, der flackernde Fernseher ist die einzige direkte Lichtquelle. Die Einrichtung des Raums ist in die Jahre gekommen. Wahrscheinlich sogar älter als ich, aber gepflegt. Dunkle Schrankwand, einige Bücher und Porzellanteller, daneben der Fernseher, davor ein Couchtisch mit braun gekachelter Oberfläche und auf dem Sofa ein Mann mit hochrotem Kopf, etwa 75 Jahre alt. Er ringt sichtlich nach Luft.

Während ich das Licht einschalte, stellt Stefan uns vor und widmet sich sofort dem Patienten: »Sie haben uns gerufen, weil Sie schlecht Luft bekommen? Wie lange geht das schon?«

»Ich«, kommt angestrengt keuchend die Antwort, »ich wollte vom Sofa aufstehen und …«, Atempause, »… und dann war's wie zugeschnürt.«

Im Hintergrund bereite ich den Sauerstoff vor. Ich habe zwei Möglichkeiten das rettende Gas zu verabreichen: durch eine Maske, die über Mund und Nase gezogen wird, oder über eine spezielle Brille. Genau genommen ist das keine echte Brille, sondern ein hohler Plastikschlauch, der an einem Ende an der Sauerstoffflasche angeschlossen ist und am anderen eine Schlaufe mit zwei nebeneinanderliegenden Löchern aufweist. Aus denen strömt der Sauerstoff in den Patienten, genauer gesagt in seine Nase. Die Menge kann man an der Sauerstoffflasche einstellen.

Ich denke angestrengt nach, was ich in der Ausbildung gelernt habe. Sechs Liter pro Minute soll man maximal durch die Brille verabreichen. Sonst trocknet die Nasenschleimhaut aus. Und das kann unser Patient in seinem Zustand nicht auch noch gebrauchen, denn schließlich soll der Sauerstoff ja die Atmung erleichtern und nicht noch schwieriger machen. Ich könnte auch die Maske nehmen. Dann aber mindestens sechs Liter oder mehr, sonst kommt nicht viel beim Patienten an. Ich bin verunsichert. Mit der Brille bekommt er vielleicht nicht genug Sauerstoff, die Maske wird aber oft als unangenehm empfunden. Ich wäge ab und entscheide, dass der Patient mit dem unangenehmen Gefühl der Maske klarkommen muss.

Stefan beginnt die Versorgung mit einer kurzen Befragung, einer sogenannten Anamnese: »Haben Sie Schmerzen? Wenn ja, wo?«

»Hier«, keucht der Mann und deutet auf seine linke Brust.

»Sind Sie gegen irgendwas allergisch?«

»Nein!«

»Nehmen Sie regelmäßig Medikamente ein oder haben Sie heute welche eingenommen?«

»Nein!«

»Haben Sie sonstige Krankheiten?«

»Ja, Diabetes.«

»Typ 2?«

»Ja«, er hustet. »Typ 2.«

»Nehmen Sie Insulin?«, fragt mein Kollege.

»Ach so, ja … aber nur eine kleine Spritze jedes Mal vorm Essen.«

Ha! Davor wurde ich in der Ausbildung gewarnt, und jetzt passiert es schon bei meinem ersten Notfalleinsatz. Es kommt nämlich immer wieder vor, dass Patienten, die nach Medikamenten gefragt werden, aus voller Überzeugung behaupten, sie nähmen keine. Warum, kann ich mir bis heute nicht richtig erklären. Es scheint, als wäre die regelmäßige Einnahme von Arzneimitteln für viele ein Ritual wie das morgendliche Zähneputzen. So kommen ihnen eine Pille oder sogar der Inhalt einer Spritze offenbar vor wie der alltägliche Zucker im Kaffee. Das ist keinesfalls absichtliche Irreführung, kann aber im Notfall tierisch gefährlich sein.

Stefan fährt mit der Anamnese fort: »Hatten Sie schon mal Probleme mit der Atmung oder andere Erkrankungen, die über eine Erkältung oder Diabetes hinausgehen?«

»Nein, nur Diabetes!«, antwortet der Patient entschlossen.

Doch plötzlich meldet sich wie aus dem Nichts seine Ehefrau zu Wort, die sich langsam, aber sicher durch den Flur auf Rufweite genähert hat. »Erzähl von der Angina!«, ruft sie. »Angiiinaaa!«

Der ältere Herr rollt ein wenig genervt mit den Augen. Er berichtet, dass bei ihm vor zwei Jahren eine Angina Pectoris[9] festgestellt wurde, er aber deswegen keine Medikamente mehr einnimmt. Er habe zwar immer mal wieder Probleme mit der Atmung gehabt, aber das sei vorübergehend gewesen und noch nie so schlimm wie jetzt.

Während Sina ihm eine Blutdruckmanschette anlegt, biete ich ihm die Sauerstoffmaske an, die er mir förmlich aus der Hand reißt und sich auf Mund und Nase presst. Ich entscheide mich vorerst für acht Liter pro Minute. Mit einem Pulsoxymeter messe ich am Finger die Sauerstoffsättigung des Blutes, die noch ziemlich normal aussieht. Aber Blutdruck und Herzfrequenz sind beide erhöht. Das kann am Stress liegen, aber auch eine ernstere Ursache ha-

....

9 »Brustenge«, vorübergehende Durchblutungsstörung des Herzens, die oft in Zusammenhang mit Verengungen der Herzkranzgefäße auftritt.

ben. Schmerzen in der Brust, Atemnot und Herzprobleme in der Vergangenheit. Da gehen alle Alarmglocken an.

Mein Kollege zeichnet ein EKG auf, ich bereite eine Infusionslösung vor. Und schon die ersten Linien im EKG bekräftigen den Verdacht: Herzinfarkt!

Knapp zwei Minuten sind seit unserer Ankunft vergangen, der Zustand des Patienten verschlechtert sich zusehends. Er atmet immer schwerer, und obwohl wir mittlerweile voll aufgedreht haben, geht die Sauerstoffsättigung im Blut immer weiter in den Keller. Meine Kollegen tun alles, was in ihrer Macht steht, um zu helfen und ich mittendrin, ziemlich hilflos. Ich folge allen Anweisungen, bereite Nadel und Desinfektionsmittel für einen Venenzugang vor. Als Stefan die Kanüle ansetzt, blickt mich der Mann, der jetzt mit bläulichen Lippen und bleich vor mir sitzt, ängstlich an. Sein Blutdruck fällt, sein EKG wird immer wirrer, die Stimmung immer bedrückter.

Mein Kollege spricht mit ihm, versucht ihn zu beruhigen, dabei fixiert der Mann mich ununterbrochen. Seine Augen schreien: »Hilf mir!«

In diesem Moment fühle ich mich so unwohl wie nie zuvor. In meinem Kopf herrscht pures Chaos. Was können wir noch tun? Was kann ich noch tun? Hat mein Großvater genauso gelitten? Der Blick des Mannes durchbohrt mich. Für einen kurzen Moment habe ich das Gefühl, mein Opa würde mich anschauen. Dann, ganz plötzlich, kippt der Patient zur Seite und verliert das Bewusstsein. Bevor er von der Couch rutscht, fängt Stefan ihn auf und lässt ihn behutsam auf den Teppich gleiten.

Kurzer Check: Atmung vorhanden, Bewusstsein nicht. Stabile Seitenlage und Absaugbereitschaft herstellen, erinnere ich mich an den Lehrbuchtext und handele. Absaugpumpe raus aus dem Rucksack, Absaugkatheter drauf.

Kurz testen, fertig. Sollte sich der Mann übergeben, kann ich jetzt ruck, zuck das Erbrochene absaugen und so Mund- und Rachenraum frei machen.

Die Ehefrau sitzt ganz still neben der Wohnzimmertür auf einem Stuhl. Von draußen hören wir das Heulen einer Sirene: Der alarmierte Notarzt kommt. Gott sei Dank! Sina bittet die Frau, die Tür zu öffnen. Als sie den Raum verlässt, passiert es. Es piepst schrill, die Linien auf dem EKG hüpfen. Kammerflimmern! Ein Zustand, in dem sich die Herzkammermuskulatur so schnell und ohne System an- und entspannt, dass das Herz kein Blut mehr pumpt.

Stefan ist sofort am Wiederbeleben, Sina bereitet den Defibrillator vor, ich packe das Intubationsbesteck aus. Da betritt der Notarzt auch schon den Raum. Mein Kollege bringt ihn schnell auf den neuesten Stand, dann geht es los. Der Mann wird defibrilliert, das heißt, wir versuchen, mit starken Stromstößen dem Herz wieder seinen normalen Rhythmus aufzuzwingen. Gleichzeitig führen wir einen Tubus in die Luftröhre des Patienten ein und beatmen ihn künstlich, zusätzlich bekommt er jede Menge Medikamente. Über drei Stunden versuchen wir, ihn am Leben zu halten, doch vergebens. Mein erster Notfalleinsatz – ein Desaster.

Als wir an diesem Abend zur Rettungswache zurückkehren, wartet schon unsere Ablösung, die Nachtschicht, auf uns. Die Übergabe des Wagens erledigen meine Kollegen, und ich trete niedergeschlagen den Nachhauseweg an. Ich frage mich, ob ich einen Fehler gemacht habe, ob man mehr hätte tun können. Ist dieser Job überhaupt der richtige für mich? Kann ich es aushalten, immer wieder Menschen sterben zu sehen?

Zu Hause angekommen, beginne ich sofort, zum x-ten

Mal sämtliche Herzinfarktkapitel meiner Büchersammlung zu studieren und mich auf Fehlersuche zu begeben. Diese Unsicherheit ist neu für mich. Ich brauche einige Zeit, bis mir klarwird: Wir haben keinen Fehler gemacht. Ich muss wohl oder übel mit der Erkenntnis zurechtkommen, dass auch ein Rettungssanitäter nicht jeden retten kann.

DAS BOOT HAT SCHLAGSEITE

Das gesunde menschliche Herz ist etwa so groß wie eine Faust. Je nach Körpergröße und Trainingszustand wiegt es bei einem Erwachsenen zwischen 230 und 280 Gramm und besteht größtenteils aus Herzmuskelzellen, sogenannten Kardiomyozyten. Die kann man in zwei Typen unterteilen, zwischen denen – ähnlich wie auf einer Station im Krankenhaus – eine strikte Hierarchie herrscht.

Zum einen sind das die Zellen der Arbeitsmuskulatur, die die eigentliche Arbeit des Herzschlages verrichten, indem sie sich anspannen. Die sind zwar in der Überzahl, können sich aber der ständigen Bevormundung durch eine andere Zellsorte, denen des Reizleitungssystems, nicht entziehen. Die bilden und leiten die elektrische Erregung zu den Zellen des arbeitenden Herzmuskels weiter, sind also gleichsam die Taktgeber. Wie die Trommler und Ruderer auf Rennbooten.

Die beiden Zelltypen unterscheiden sich aber nicht nur in ihrer Aufgabe, sondern auch optisch. Die Taktgeber sind etwas größer und heller, zeigen eine noble Blässe und sorgen mit beeindruckender Regelmäßigkeit, in Ruhe 60 bis 80 Mal in der Minute, für einen konstanten Herzschlag. Jedenfalls solange sie gesund sind und funktionieren.

Das Herz kann sich im Gegensatz zu anderen Organen nur schwer regenerieren. Im Vergleich zur Leber, die ihre

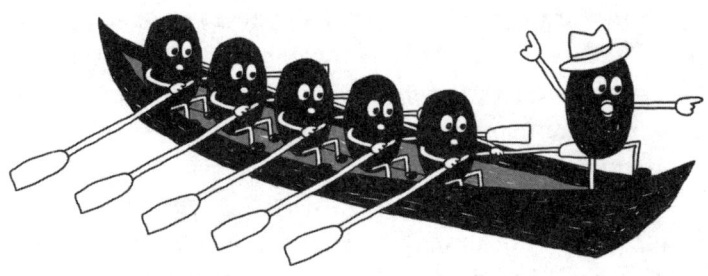

Zellen ausgesprochen schnell erneuert und der Lunge, die das schon deutlich langsamer bewerkstelligt, ist unsere Pumpe fast einsames Schlusslicht. Im Laufe eines ganzen Lebens werden weniger als die Hälfte ihrer Zellen ausgetauscht.

Dennoch verfügt sie jederzeit über ausreichend Kardiomyozyten. Allein die linke Herzkammer setzt sich schätzungsweise aus sechs Milliarden solcher Zellen zusammen. Wenn man sich davon jede einzelne unter dem Mikroskop eine halbe Sekunde lang angucken wollte, würde man fast zwei Jahrhunderte mikroskopieren. Selbstverständlich ohne zu schlafen, zu essen oder jemals eine Pause zu machen. Wow! So viele Zellen! Da drängt sich natürlich die Frage auf, woher das Herz all die Energie nimmt, die es ihm selbst im Ruhezustand ermöglicht, jede Minute etwa fünf bis sechs Liter Blut zu bewegen. Die Antwort ist simpel: Das Herz ist ein Selbstversorger.

Kurz nachdem das Blut die linke Kammer Richtung Körperkreislauf verlassen hat, kann es drei mögliche Wege nehmen. Die Hauptmenge fließt über die Aorta nach unten

Richtung innere Organe, Arme und Beine. Dabei passiert das Blut kurz hinter der Aortenklappe zwei Abgänge, die in die rechte und linke Herzkranzarterie führen. Die heißen auch Koronararterien und versorgen, indem sie sich in viele kleinere Äste verzweigen, das Herzgewebe selbst mit Nährstoffen.

Ihr Verlauf scheint bei den meisten Menschen auf den ersten Blick sehr ähnlich zu sein, ist aber im Detail doch sehr unterschiedlich. So wie bei den Laubbäumen. Die sehen auf den ersten Blick auch alle gleich aus: Stamm in der Mitte, ein paar Äste, jede Menge Blätter. Erst bei genauerem Hinsehen erkennt man Besonderheiten, zum Beispiel die Art der Verzweigung, die Form der Blätter und der Blüten.

Die Eiche vor meinem Fenster entspricht bei Herzkranzgefäßen dem sogenannten Versorgungstyp. Bei einem Linksversorgertyp beliefert die linke Herzkranzarterie auch die Herzhinterwand mit Sauer- und Nährstoff, bei einem Rechtsversorgertyp die rechte. Die häufigste Variante, bei der die beiden Kranzarterien die Versorgung zu gleichen Teilen sicherstellen, heißt Intermediärtyp.

Die Herzkranzarterien bilden zusätzlich zu ihren Verzweigungen noch Anastomosen. Das sind Verbindungen der Gefäße untereinander, so dass so gut wie jeder Bereich der Herzmuskulatur bestmöglich mit Blut versorgt wird. Leider reichen diese Anastomosen fast nie aus, um beim Verschluss eines größeren Blutgefäßes einen Umgehungskreislauf zu bilden, der es ermöglichen würde, das Herzmuskelgewebe auf dem Alternativweg mit Sauerstoff zu versorgen. Liegt ein solcher Verschluss vor, spricht man von einem Herzinfarkt.

Was passiert dabei also genau? Ein Herzkranzgefäß oder eine seiner Verzweigungen verschließt sich, meist wegen eines Blutgerinnsels oder einer Fett- oder Plaqueablagerung in der Wand.[10] Das ist dann eine folgenschwere »Rohr-verstopfung«, Arbeitsmuskulatur und Reizleitungssystem werden nicht mehr ausreichend mit Blut beliefert. Eine solche Mangelversorgung führt dazu, dass Herzgewebe ab-stirbt.

Je nach der Stelle und der Größe des Versorgungsgebie-tes der verstopften Arterie kann das sehr unterschiedliche Folgen haben. Schlimmstenfalls hört das Herz sofort auf zu schlagen. Fallen Ruderer aus, dann dreht sich das Boot ent-weder im Kreis oder bleibt ganz stehen. Fällt der Taktgeber aus, dann rudern alle wild drauflos, aber das Boot kommt nicht vom Fleck. Manchmal äußert sich die Mangelver-sorgung aber auch nur in leichten Unregelmäßigkeiten des Herzschlages, und sehr kleine Infarkte werden nicht selten sogar überhaupt nicht bemerkt.

Ein Gefäßverschluss, der eine Minderversorgung der rechtsseitigen Herzmuskulatur verursacht, äußert sich oft in gestauten Halsvenen, denn das Blut, das aus den Hals-venen Richtung Herz fließt, kann von der rechten Herz-hälfte nicht schnell genug in den Lungenkreislauf ge-pumpt werden und staut sich. Und wer steht schon gerne im Stau?

Dagegen führt eine Minderversorgung der linksseitigen Herzmuskulatur oft zu einer Flüssigkeitsansammlung in der Lunge, einem sogenannten Lungenödem. Auch hierbei ist ein Blutstau die Ursache, diesmal allerdings in der Lun-genvene bis in das Lungengewebe zurück. Dort sorgt der erhöhte Druck dafür, dass Flüssigkeit aus den Kapillaren der Lungenbläschen in den Teil der Lunge gepresst wird, der normalerweise nur Luft enthält. Das kann so auffällig sein, dass man beim Abhören nicht mal ein Stethoskop

....

10 Arteriosklerose, dazu mehr ab S. 88 »Es wird eng«.

braucht, um das Blubbern in der Lunge zu hören. In besonders schweren Fällen ist die Lunge schließlich so voller Schaum, dass die Patienten furchtbar husten müssen, um ihn wieder loszuwerden. Das ist nicht nur für den Betroffenen selbst, sondern auch für das Rettungsdienstpersonal eine ziemlich eklige Angelegenheit.

Solange kein Notarzt vor Ort ist, sind einem Rettungssanitäter in einer solchen Situation die Hände gebunden. Er kann kaum mehr tun als ein unkundiger Ersthelfer. Klar, ein Rettungssanitäter kann Sauerstoff geben, aber ein Ersthelfer kann auch einfach das Fenster öffnen, um das Atmen zu erleichtern. Sind die Symptome der Rohrverstopfung so schlimm, dass das Herz aufhört zu schlagen, sollte jeder, der den armen Kranken findet (nicht nur geschulte Mediziner), unverzüglich mit Wiederbelebungsmaßnahmen beginnen. Dazu wäre es natürlich gut, würde man sich noch an den letzten Erste-Hilfe-Kurs erinnern. Aber auch eine nicht ganz korrekte Reanimation ist allemal besser als keine.

Daneben ist etwas besonders wichtig, das nichts mit medizinischem Wissen, Geräten oder Elektroschocks zu tun hat. Es geht um die Betreuung des Kranken. Denn Patienten mit Herzinfarkten haben oft tierische Angst. Je ängstlicher aber ein Mensch ist, desto gestresster ist er, mit der Folge, dass das ohnehin schwache Herz noch schneller schlägt. Und das kann ihm den Rest geben. Deswegen ist es entscheidend, dem Betroffenen die Wartezeit, bis Hilfe kommt, so angenehm wie möglich zu gestalten und so gut es geht Ruhe auszustrahlen. Denn wenn sich der Patient liebevoll betreut fühlt, geht es ihm automatisch besser. Ist sein Gegenüber dagegen hektisch und aufgeregt, wird er selbst auch immer unsicherer. Geht der Helfer dagegen verständnisvoll auf die Bedürfnisse des Patienten ein, ist schon viel erreicht. Ist ihm kalt, bekommt er eine Decke, kriegt er schlecht Luft, wird das Fenster geöffnet. Und wenn er besonders bleich aussieht, sollte man ihm das bitte nicht unter die Nase reiben. Mit derart einfachen Maßnahmen steigert man sogar bei scheinbar aussichtslosen Fällen nachweislich die Überlebenschance.

Das Gleiche gilt natürlich auch für einen Schlaganfall-Patienten. Dieser Begriff wird ein paar Mal auftauchen, darum möchte ich ihn kurz erklären. Beim Schlaganfall[11] geschieht eigentlich fast das Gleiche wie beim Herz-infarkt – nur in einem anderen Organ. Unser Gehirn ist durchsetzt von Blutgefäßen, die es mit Blut versorgen. Das ist wichtig, denn unser Denkzentrum besteht aus Nerven-zellen, die nur arbeiten können, wenn ihnen das Blut aus-reichend Sauerstoff liefert. Verstopft, reißt oder platzt nun ein Blutgefäß im Hirn, dann wird dort ein Teil nicht mehr mit Blut versorgt und stirbt ab – außer die Verstopfung wird schleunigst beseitigt. Analog zum Herzinfarkt nennt man den Schlaganfall deshalb auch Hirninfarkt.

Je nachdem, welches Blutgefäß und welcher Hirn-abschnitt betroffen sind, kann ein Schlaganfall sich ganz unterschiedlich auswirken. Kleine Verschlüsse werden häufig gar nicht bemerkt, ist jedoch ein Hirnareal unterver-sorgt, das für unsere Sprache zuständig ist, dann reden Be-troffene verwaschen und undeutlich, manchmal auch ganz wirres Zeug oder gar nicht mehr. Kommt es zu so einem Hirninfarkt, hat man nicht viel Zeit, um die Engstelle zu beseitigen. Schon nach wenigen Stunden sind die Schäden nicht mehr zu reparieren und bleiben, denn das Gehirn ist, wie das Herz, kaum regenerativ.

....

11 Er hat viele Namen: Hirninfarkt, Apoplexie oder kurz Apoplex Hirnschlag, (apoplektischer oder zerebraler) Insult oder auf Latein Apoplexia Cerebri.

Am besten ist es natürlich, wenn man erst gar keinen Infarkt bekommt – weder den einen noch den anderen. Denn so gut Versorgung und Betreuung auch sein mögen, unangenehm und gefährlich sind sie allemal. Und das Risiko, einen Herzinfarkt zu erleiden, lässt sich tatsächlich senken. Außer, wenn es um die Faktoren geht, die wir nicht beeinflussen können: Veranlagung und Geschlecht. Männer erleiden deutlich häufiger einen Infarkt als Frauen. Erst nach der Menopause steigt das Risiko für Frauen, was sie der Umstellung ihres Hormonhaushaltes zu verdanken haben. Aber daneben gibt es eine Reihe von beeinflussbaren Faktoren, die das Infarktrisiko massiv erhöhen. Meidet man diese, sinkt die Gefahr. So einfach kann es sein!

RUSSISCHES ROULETTE MIT HERZ

ALLES ÜBER DEN ZUSAMMENHANG VON RAUCHEN, ALKOHOL UND HERZGESUNDHEIT

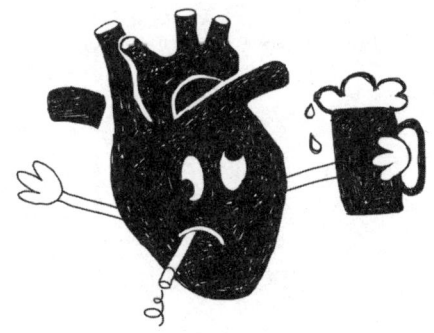

EINE TEERSTRASSE IN RICHTUNG HERZ

Warum geben wir Tausende von Euro für etwas aus, das dafür sorgt, dass wir stinken, im Winter allein vor einer Kneipentür zittern und auf schreckliche Weise früh sterben? Warum empfinden wir einen Kneipenabend, der für unser Herz-Kreislauf-System schieren Stress bedeutet, als Spaß?

Schuld ist Dopamin, das Belohnungshormon in unserem Gehirn. Jede Zigarette fühlt sich im Kopf wie eine herrliche Belohnung an und wirkt daher für einen abhängigen Raucher wie der Schuss für den Heroinjunkie. Das ist zwar eine einfache Antwort, doch keine große Hilfe, wenn es darum geht, mit dem Rauchen aufzuhören. Aber zum Glück gibt es den EG-Gesundheitsminister: »Rauchen lässt Ihre Haut altern.« Bam! Das hat gesessen! Nachdem ich diese Horrormeldung das erste Mal gelesen hatte, habe ich mich furchtbar schlecht gefühlt, und die nächste Zigarette schmeckte überhaupt nicht mehr. Aber war mir damit geholfen? Natürlich nicht, denn ein Suchtkranker erhöht in so einem Fall einfach die Dosis der Droge, um das erwartete Belohnungsgefühl zu erzwingen, das ihm vorher durch die schlechte Nachricht vermiest wurde.

Ich muss zugeben, dass ich, was das Rauchen angeht, ein total schlechtes Vorbild bin. Ich habe in der medizinischen Anatomie Raucherlungen gesehen, die so schwarz waren wie Straßenbelag, habe im Rettungsdienst Menschen getroffen, die wegen ihres Zigarettenkonsums mit schwersten chronischen Lungenerkrankungen im Rollstuhl oder im Bett vor sich hin vegetierten. Aber all das hat nicht ausgereicht, mich von der gelegentlichen Zigarette zum Bier abzuhalten. Dabei ist Rauchen eine der wenigen Aktionen, die uns nun wirklich gar nichts bringen außer einem kostspieligen, aber sozialverträglichen Ableben. Als Raucher spielt man Russisch Roulette, nur ohne die Knarre weiterzugeben. Denn die Lunge ist nicht das einzige Organ, das unter den über 4000 Giftstoffen im Tabakrauch leidet.

Doch was genau passiert eigentlich beim Rauchen, und wie kann es unseren Körper derart massiv schädigen? Krebs! Der Gedanke schießt einem gleich durch den Kopf. Von all den Stoffen, die man mit einer Zigarette inhaliert, sind nämlich mindestens 40 krebserregend. Am größten ist das Risiko für den Tumor, den man im Volksmund Lungenkrebs und im medizinischen Sprachgebrauch vornehm Bronchialkarzinom nennt. Hierbei verändern sich Zellen innerhalb der Bronchien mit der Zeit derart stark, dass sie ihre Aufgaben nicht mehr erfüllen können. Um den Verlust zu ersetzen, sind die betroffenen Zellen dann den lieben langen Tag damit beschäftigt, sich zu vermehren. Sie teilen sich ohne Unterlass, es werden mehr und mehr, bis die so entstehende Geschwulst die Lunge in ihrer Tätigkeit immer mehr behindert. Und wenn die Zellen dann mit dem Blut auch noch in andere Organe gelangen – man sagt, der Tumor habe gestreut –, wird unser gesamter Körper in Mitleidenschaft gezogen, bis wir schließlich an den Folgen sterben. Wie können wir, wenn wir das doch wissen, so dumm sein und einfach weiterrauchen?

Schuld ist das Nikotin. In kleinen Dosen sorgt es für eine moderate Ausschüttung von Adrenalin, dem bekannten Stresshormon, das uns wacher macht, Hungergefühle unterdrückt und die Aufmerksamkeit erhöht. Eine tolle natürliche Droge! Vor allem bewirkt es aber die erwähnte Ausschüttung von Dopamin im Gehirn. Daneben lässt es unser Herz schneller schlagen und den Blutdruck steigen.

Als ich 18 war, habe ich ein Selbstexperiment zur gefäß-verengenden Wirkung von Zigarettenrauch gemacht. Ein Bekannter von mir besaß eine Wärmebildkamera, und ich nahm meine eigene Hand während des Rauchens auf. Bevor ich die Zigarette anzündete, lag die Oberflächentemperatur der Haut bei 32° Celsius. Doch schon nach dem ersten Zug fiel sie auf 30°. Und als die Zigarette ausgeraucht war, pendelte sich meine Handtemperatur zwischen 28° und 29° ein.

Nikotin und Tabakrauch sind also nicht nur Suchtmittel mit langfristigen Auswirkungen auf unseren Körper, sondern sie haben auch ausgesprochen zeitnahe Wirkungen. So sorgt Nikotin unter anderem auch dafür, dass sich Gefäße zusammenziehen. Das kann so weit gehen, dass bei einer schon bestehenden Engstelle in einer Herzkranzarterie eine einzige Zigarette das Fass zum Überlaufen bringt und daran schuld ist, dass sich das Gefäß komplett verschließt und wir mit einem schweren Herzinfarkt umfallen.

Neben dem Nikotin enthält Tabakrauch vor allem noch Teer und Kohlenmonoxid. Das ist ein farb- und geruchloses Gas, das sich an die roten Blutkörperchen bindet, was deren Fähigkeit, Sauerstoff aufzunehmen, massiv einschränkt. Denn Kohlenmonoxid nehmen die Erythrozyten (du erinnerst dich sicher – die Erys) viel leichter auf als Sauerstoff. Im schlimmsten Fall verdrängt das Gas den Sauerstoff so weit von den Blutkörperchen, dass der entstehende Sauerstoffmangel lebensbedrohlich wird. Deshalb nehmen sich nicht wenige Selbstmörder das Leben, indem sie kohlenmonoxidhaltige Autoabgase ins Fahrzeuginnere leiten und einatmen.

Der Stoff, der den Schleim beim Raucherhusten dunkel färbt, ist Teer. Er legt sich auf die Flimmerhärchen unserer Lunge. Die haben eigentlich die Aufgabe, Schleim und eingeatmete kleine Fremdkörper wie Staub durch permanente Wellenbewegung (das sieht aus wie ein Weizenfeld, über das der Wind streicht) Richtung Hals-Nasen-Rachenraum und damit aus der Lunge herauszubefördern. Der Rauch einer einzigen Zigarette lähmt diese Härchen aber schon für mehrere Minuten. Raucht man daher häufig und über den Tag verteilt, sammelt sich in der Lunge ziemlich viel Material an. Dadurch steigt das Infektionsrisiko – unser Atemorgan wird häufiger krank.

Nikotin und Tabakrauch steigern zudem den Blutdruck, die Blutkonzentration an »gutem« HDL-Cholesterin nimmt ab und die vom »schlechten« LDL-Cholesterin nimmt zu.[12] Außerdem wird das Blut zähflüssiger und die Innenwand der Gefäße geschädigt. Das ist eine der Hauptursachen für das Entstehen der Arteriosklerose. Ein echter Negativrundumschlag mit üblen Folgen für unser Herz-Kreislaufsystem. Kein Wunder, dass in Deutschland Jahr für Jahr 110 000 bis 140 000 Menschen an den Auswirkungen des Rauchens sterben.

Kombiniert man das Rauchen zu allem Übel auch noch mit anderen Herzinfarkt-Risikofaktoren wie Bluthochdruck, einem Leben als Couchpotatoe, der jeden McDonald's-Mitarbeiter der Stadt beim Vornamen kennt sowie mit erhöhtem Blutcholesterin, ist die Gefahr schwerer Herz- und Gefäßerkrankungen enorm. Daneben ist Rau-

....

12 Um Cholesterin geht es ausführlich ab Seite 122: »Sollte der Osterhase vegan leben?«

chen eine der Hauptursachen für die periphere arterielle Verschlusskrankheit (pAVK), die im Volksmund Raucherbein heißt.

Dabei sind die Blutgefäße in den Beinen durch Fett- und Plaqueablagerungen derart lädiert, dass es Betroffenen schwerfällt, längere Wegstrecken zu gehen. Notgedrungen müssen sie daher alle paar Meter eine Pause einlegen. Und weil das so aussieht, als würden sie an Schaufenstern vorbeiflanieren und immer mal wieder stehen bleiben, um sich die Auslage anzuschauen, nennt man die pAVK auch Schaufensterkrankheit. Ein Schaufensterbummel macht eigentlich Spaß, im schlimmsten Fall stirbt bei der pAVK aber das minderdurchblutete Gewebe sogar ab und muss operativ entfernt werden.

Dazu schwächt der Tabakrauch auch noch massiv unser Immunsystem. Männer rauchen zwar statistisch gesehen mehr und erkranken häufiger an Gefäßerkrankungen, aber für Frauen ist das Rauchen auch alles andere als ungefährlich. Vor allem nicht für Frauen, die die Antibabypille nehmen. Denn die kann das Auftreten von Gefäßverschlüssen durch Thrombosen ebenfalls begünstigen. Raucht eine Frau nun, während sie auch noch die Pille nimmt, vereint sie damit zwei Negativfaktoren und erhöht damit das Krankheitsrisiko erheblich.

In puncto Rauchen kann es also nur eine Entscheidung geben: So schnell wie möglich damit aufhören! Damit tut man seinem Körper selbst dann, wenn man lange gepafft hat, etwas wirklich Gutes. Denn zahlreiche Studien belegen, dass sich unser Körper nach der letzten Zigarette zwar langsam, aber stetig regeneriert. Ach, die letzte Zigarette … Das ist wirklich die beste!

Die ersten positiven Veränderungen stellen sich schon knapp 20 Minuten nach dem letzten Zug ein. Der Blutdruck hat sich in dieser Zeit nämlich auf den Wert vor der Zigarette zurückgebildet. Die Durchblutung des Körpers verbessert sich, und die Körpertemperatur normalisiert sich wieder. Und nach etwa einem halben Tag ist auch der Kohlenmonoxidspiegel im Blut im grünen Bereich. Unsere Blutkörperchen transportieren also wieder reinen Sauerstoff zu den Körperzellen. Schon nach einem Tag ohne Zigarette hat man seinem Herzen also bereits geholfen. Womit die Wahrscheinlichkeit, einen Herzinfarkt zu erleiden, schon deutlich sinkt.

Zwei Tage nach dem Rauchstopp beginnen wir wieder besser zu riechen, und damit meine ich nicht nur unseren Körpergeruch, sondern vor allem unsere Fähigkeit, Gerüche wahrzunehmen. Nebenbei regeneriert sich auch unser Geschmackssinn, was die Lebensqualität massiv steigert. Der Geschmack von reifen italienischen Tomaten kann uns jetzt richtig aus den Socken hauen!

Nach zwei Wochen ist die Leistung der Lunge bereits um ein Drittel gestiegen, und schon nach einem Monat arbeiten die Flimmerhärchen wieder wie früher, und man muss deutlich weniger husten, um Schleim und Staub aus der Lunge zu befördern. Folge: Man bekommt mit jedem Atemzug mehr Luft.

Sind seit der letzten Zigarette sechs Monate vergangen, hat sich das Risiko, einen Herzinfarkt zu erleiden, jetzt halbiert. Und hält man noch mal sechs Monate, also ein gesamtes Jahr, durch, ist die Gefahr, an den Folgen des Rauchens zu sterben, nur noch halb so groß wie unmittelbar nach der letzten Zigarette. Dann ist das Schlimmste überstanden. Wobei allerdings noch jahrelang die Gefahr anhält, wieder rückfällig zu werden.

Ich spreche aus eigener Erfahrung. Während des Abiturs und meiner Ausbildung zum Rettungssanitäter habe ich nicht geraucht. Als ich dann aber begann, in Wien zu studieren, brachte mich ein einziger Zug wieder an den Punkt, an dem ich direkt nach dem Rauchstopp war. Gerade für Süchte haben wir leider ein besonders gutes Gedächtnis. Unser Körper erinnert sich auch noch nach Jahren, wie toll sich das Ausleben der Sucht angefühlt hat. Die schweren Folgen vergisst er dagegen schnell. Unser Gehirn giert einfach nur nach Dopamin.

Doch zum Glück können Menschen stärker sein als ihr Trieb. Wem der Rauchstopp gelingt, bei dem hat sich nach 15 Jahren ohne Zigarette das Risiko eines Herzinfarkts wieder auf das Maß eines Nichtrauchers gesenkt. Es ist also wirklich mehr als nur eine Überlegung wert, endlich mit dem Rauchen aufzuhören.

Auch vor den Entzugserscheinungen nach dem Rauchstopp braucht man keine Angst zu haben. Zwar machen einem am Anfang oft Konzentrationsstörungen, erhöhte Reizbarkeit und nicht selten auch Schweißausbrüche sowie Anfälle von Übelkeit das Leben schwer, aber das sind im Grunde gute Zeichen! Zeigen sie uns doch, dass der Körper gerade dabei ist, sich umzustellen und sich an die neuen Bedingungen anzupassen. Die Devise muss also heißen: Augen zu und durch! Und danach nie wieder!

HERRENGEDECK FÜR DAS HERZ

Ich bin ein großer Fan von Kneipenabenden mit meinen Freunden. Meist unternehmen wir vorher etwas zusammen und lassen den Abend dann bei Spielkarten, einem Bier und für den einen oder anderen mit einer Zigarette ausklingen. Wobei es oft nicht bei einem Bier bleibt. Was wir dabei allerdings nur selten besprechen, ja lieber verdrängen, ist, was passiert, wenn zu der Zigarette auch noch Alkohol kommt. Dieses beliebte Duo verursacht nämlich gemeinsam weitaus mehr Schäden im Körper als Tabakrauch allein.

Ein Begriff, den man immer wieder liest, ist das sogenannte »binge drinking«, das Trinken großer Mengen Alkohol in kurzer Zeit. Dazu haben Forscher aus Chicago in einer Studie mit Studenten festgestellt, dass Probanden, die stark trinken, von der oft propagierten durchblutungsfördernden Wirkung des Alkohols so gut wie gar nicht profitierten, ganz im Gegenteil. Dazu verabreichte man den männlichen Versuchspersonen im Alter zwischen 18 und 25 Jahren, von denen einige sonst fast gar nicht, andere hingegen regelmäßig tranken, in zwei Stunden vier bis fünf standardisierte Getränke mit jeweils 13 Gramm Alkohol. Das entspricht ungefähr der Alkoholmenge einer 0,33-Liter-Flasche Bier. Dann untersuchten die Wissenschaftler bei allen Teilnehmern den Durchmesser einer Armarterie.

Bei den ansonsten alkoholabstinenten Studienteilnehmern stellte sich heraus, dass sich das untersuchte Gefäß ohne und mit medikamentöser Stimulation weitete. Dagegen funktionierte die Gefäßerweiterung bei den alkoholgewöhnten Probanden, die angegeben hatten, in den letzten Jahren etwa jeden Monat sechs Mal einen »Vollsuff« erlebt zu haben, deutlich schlechter.

Man liest oft, ein oder zwei Gläser Wein am Abend seien gut für die Gesundheit und vor allem für Herz und Blutgefäße vorteilhaft. Doch daraus den Schluss zu ziehen, Alkohol sei eine vorbeugend wirkende Substanz, ist fatal. Er ist kein Hausmittelchen, sondern ein Suchtmittel, das das Risiko von Herzmuskelerkrankungen, Rhythmusstörungen und Organschäden steigert.[13] Zudem leidet die Leber massiv unter übertriebenem Alkoholkonsum, was wiederum direkte Auswirkungen auf das Blutgefäßsystem haben kann.

Mehrere Herzstudien belegen, dass wir etwa 40 Prozent der Herzmuskelschädigungen dem Alkohol zu verdanken haben. Dabei geht – ähnlich wie beim Infarkt – Herzgewebe zugrunde und das begünstigt lebensbedrohliche Herzkrankheiten. Alkoholiker haben zudem ein geschwächtes Immunsystem. Ihre Armee von Abwehrzellen arbeitet nicht mehr so gut wie vor der Sucht. Dadurch steigt das Risiko für Infektionen, die sich auf das Herz ausweiten können.

Unter Alkoholmissbrauch leidet aber der gesamte Körper. Das Gehirn nimmt Schaden und bei manchen Männern schrumpft nicht nur das Hirn, sondern auch die Hoden. Auch unsere Verdauung leidet stark unter Alkohol. Das bemerken selbst Nichtalkoholiker, die bei einer Party mal ein Bier zu viel getrunken haben, am nächsten Morgen auf

....

13 Etwa beim »Holiday-Heart-Syndrome«. Mehr dazu ab Seite 148: »Wenn der Urlaub zur Zitterpartie an den Atrien wird«.

der Schüssel. Egal, aus welcher Körperöffnung es kommt –
meist ist es unangenehm dünnflüssig. Viele schwere Alkoholiker essen so gut wie gar nicht mehr, sie vertragen die
Nahrung nicht mehr. Herzgesunde Ernährung braucht aber
einfach mehr als Hopfen, Malz, Weizen oder Gerste.

Abgesehen davon ist ein Glas Wein zum Essen für einen gesunden Menschen ohne Vorerkrankungen natürlich
trotzdem kein Verbrechen und auch ein Bier in geselliger
Runde verträgt ein fitter Körper spielend.

KAFFEESATZLESEN
VOM FUSSBODEN

Tatütata, Tatütata. Wir stehen auf der Straße. Die Sirene ist angeschaltet, doch wir bewegen uns nicht. Der Weg ist versperrt, denn vor uns parkt jemand in aller Seelenruhe millimetergenau ein. Mein Kollege Thomas schlägt wuchtig auf die Hupe des Rettungswagens, um unserem Wunsch, endlich weiterzukommen, den nötigen Nachdruck zu verleihen. Das Gehupe geht jedoch im deutlich kraftvolleren Klang der Sirene unter.

»Gute Idee …«, murmle ich, »… wenn der nicht merkt, dass wir ihm gerade mit dem Martinshorn die Haare föhnen, dann wird ihn das mickrige Gejaule der Hupe bestimmt wachrütteln …«

Wir kichern beide ein bisschen. Fast schon makaber, dass wir auf einer Einsatzfahrt zu einem Notfall solche Witzchen reißen. Aber das Verhalten anderer Verkehrsteilnehmer beim Zusammentreffen mit einem Rettungswagen ist oft echt abenteuerlich. Bei meinen ersten Fahrten ärgerte ich mich noch darüber, wenn Autofahrer uns nicht durchließen, uns die Vorfahrt nahmen oder völlig irrwitzige Stunts hinlegten. Doch mittlerweile habe ich mich damit abgefunden: Nicht gut fürs Herz, wenn man sich wegen so etwas stresst.

Na endlich! Der Wagen steht in der Parklücke, der Weg ist frei. Also schleunigst weiter. Ein kleiner Bildschirm auf dem Armaturenbrett verrät uns die Adresse und erste Patientendaten. Männlich, 55 Jahre alt. Verdacht: Blutung im Magen-Darm-Bereich mit Erbrechen. Im Rettungsdienst hat man immer wieder mit Blut zu tun. Blut, das man dem Patienten abnimmt. Blut, das wie beim Infarkt eine Stelle des Körpers nicht erreichen kann oder Blut, das sich wie bei der Hirnblutung zwar noch im Patienten, dort aber an der falschen Stelle befindet.

Oftmals geht es aber auch um Blut, das gerade dabei ist, aus einem Kranken herauszuströmen, wobei das mal langsam und sickernd, mal schneller, nicht selten auch tröpfelnd oder als dicker Strahl passieren kann. Schließlich sind einige unserer Blutgefäße dicker als Kugelschreiber. Werden sie verletzt, schießt aus ihnen auch mal ein meterlanger Blutstrahl in die Gegend. Ist der tiefrot, kann man von einer arteriellen Verletzung ausgehen, ist er eher dunkel bis blau, stammt er meist aus einer Vene.

Der Ursprung einer solchen Blutung ist bei einer Amputationsverletzung recht eindeutig – um die Herkunft zu lokalisieren, muss man nicht Medizin studieren. Es gibt aber auch Blutungen, deren Ausgangsstelle nicht so einfach zu lokalisieren ist. Das ist beispielsweise bei Verletzungen im Magen-Darm-Trakt der Fall, deren Folge der Mediziner gastrointestinale oder kurz GI-Blutungen nennt. Die können sehr gefährlich sein, müssen es aber nicht unbedingt.

Wir fahren in eine kleine Plattenbausiedlung, die Adresse ist schnell gefunden. Wir halten, ich steige aus und öffne die Schiebetür unseres Rettungswagens, hinter der unser Notfallrucksack darauf wartet, geschultert zu werden. Voll bepackt stapfen wir die Treppe hinauf. Vorsorglich ziehe ich Handschuhe an, Thomas tut es mir gleich. Oben angekommen und leicht aus der Puste, treffen wir an der Wohnungstür auf eine Frau.

»Guten Tag, von Borstel, das ist mein Kollege Herr …«

Ich werde unterbrochen: »Mein Mann ist im Badezimmer. Er erbricht Blut!« Die Frau wirkt verständlicherweise beunruhigt.

»Ich kotz' Blut im Strahl!«, tönt eine tiefe Männerstimme aus der Wohnung.

Wir folgen der Frau ins Bad, wo ihr Mann vor der Wanne kniet, sich mit den Händen abstützt und bleich nach unten blickt. Am Badewannenrand zeichnen sich Schlieren von verschmiertem Blut ab. Wir gehen auf den Mann zu und beginnen die Standard-Prozedur. Haben Sie **S**chmerzen? Liegen **A**llergien vor? Haben Sie **M**edikamente eingenommen? Gibt oder gab es Vorerkrankungen (**P**atientenvorgeschichte)? Ist so etwas schon mal passiert? Was war Ihre **L**etzte Mahlzeit? Gab es irgendwelche besonderen **E**reignisse? Das sogenannte »SAMPLE-Schema« ist kein schlechter Leitfaden für ein Patientengespräch. Man kann sich damit in kurzer Zeit einen recht guten Überblick verschaffen.

Parallel zur Befragung bereitet Thomas eine Infusion vor, ich messe Blutdruck und Puls und mache mir ein Bild vom Zustand des Patienten. Die Befragung hat keine zusätzlichen Auffälligkeiten ergeben, aber er hatte vor fünf Jahren ein Magengeschwür, das mittlerweile als abgeheilt gilt. Trotz seiner bleichen Hautfarbe und seinem niedrigen Blutdruck wirkt er recht fit und orientiert. Von Zeit zu Zeit kann er jedoch seinen Würgereiz nicht unterdrücken. Was mich aber wundert, ist, dass in der Badewanne, abgesehen von ein paar Blutschlieren, nichts zu sehen ist.

»Wo hat das angefangen mit dem Erbrechen?«, frage ich. »Ich muss mir das ansehen.«

»Wollen Sie das wirklich?«, fragt der Mann und lächelt mich mit rot verschmierten Mundwinkeln schief an.

»Ist auf alle Fälle besser.«

Die Frau führt mich in die Küche, wo auf dem Boden eine kleine Lache mit etwa 15 cm Durchmesser auf uns wartet. Dunkelrotes Blut mit noch dunkleren, teilweise bohnengroßen Klümpchen. Ich vergewissere mich, dass es nicht wirklich Bohnen sind und greife zu. Verklumptes Blut!

Ich gehe zurück ins Badezimmer. Dort hat der Kollege inzwischen einen Venenzugang gelegt, die Infusion läuft und entfaltet ihre kreislaufstabilisierende Wirkung. Der Mann bekommt wieder Farbe, fragt sogar, ob er aufstehen dürfe, mein Kollege rät ihm aber davon ab. Die Gefahr, dass er sich nach dem Aufstehen in der Horizontalen wiederfindet, ist zu groß.

Es gilt, eine Entscheidung zu fällen. Sollen wir auf den Notarzt warten oder ohne ihn direkt ins Krankenhaus fahren? Ein Transport ohne ärztliche Begleitung kann riskant sein, zu lange auf den Arzt zu warten, aber auch. Der Notarzt braucht noch einige Zeit, wenn wir jetzt starten sind wir in drei Minuten im Auto und in weiteren vier in der Notaufnahme des nächsten Krankenhauses. Wir brechen auf.

Dort dauert es nicht einmal 15 Minuten, bis wir die Übergabe an den diensthabenden Arzt der Notaufnahme erledigt haben. Ein guter und glatter Einsatz. Auf dem Rückweg zur Rettungswache machen wir noch kurz Halt beim Bäcker. Die Zeit reicht gerade aus, um einen Blick auf die Auslage zu werfen, dann piepst es wieder.

»Wir kommen später noch mal«, seufzt Thomas.

Schon wieder ein Notfalleinsatz. Männlich, 53 Jahre alt. Verdacht: GI-Blutung, Erbrechen. Habe ich ein Déjà-vu? Ist das dieselbe Meldung? Nicht ganz, Adresse und Alter sind anders. Also rasch Blaulicht und Martinshorn an, und schon geht's los. Auf der Straße ist zum Glück nicht mehr so viel Verkehr, und ich komme ins Grübeln, denn mir kommen Name und Adresse des Patienten plötzlich bekannt vor.

»Hast du den Namen schon mal gehört?«, frage ich Thomas.

»Da war ich letztens bei einer Mischintox[14] mit Krampfanfall«, kommt prompt die Antwort. Er meint eine Vergiftung mit mehreren Substanzen gleichzeitig. Plötzlich fällt es mir wie Schuppen von den Augen. Ich war doch auch schon einmal dort, aber wegen einer Kopfplatzwunde im Zusammenhang mit häuslicher Gewalt und Alkohol. Die Polizei war seinerzeit ebenfalls vor Ort und hatte uns angefordert.

Tatsächlich gibt es Haushalte, die man als Rettungssanitäter häufiger besuchen muss als andere. Diese Adresse ist eine davon. Ein Mann Mitte fünfzig lebt dort mit seiner Ehefrau. Bei den beiden weiß man nie, was einen erwartet, sie sind so etwas wie ein Rettungssanitäter-Überraschungsei. Nur ohne Spiel und Schokolade.

Sobald der Wagen erst mal steht, läuft alles nahezu automatisch. Tür auf, Rucksack und Sauerstoff schultern und ab zur Wohnungstür. Auch hier werden wir von der Ehefrau empfangen. Sie sieht sehr mitgenommen aus. »Kommen Sie schnell, mein Mann sitzt im Wohnzimmer und spuckt Blut.« Doch als wir das Wohnzimmer betreten, sitzt er schon nicht mehr, sondern liegt vor dem Sessel auf dem Boden, das Gesicht nach unten. Hinter ihm der Sessel, neben ihm ein umgestürzter Eimer, aus dem sich eine Blutpfütze auf den Teppich ergießt. Das Blut ist flüssig und nicht verklumpt.

Der Patient ist nicht bei Bewusstsein und atmet auch nicht mehr. Sofort starten wir Reanimationsmaßnahmen, saugen die Atemwege frei, intubieren und beginnen mit

....

14 Kurzform für Mischintoxikation, also eine Vergiftung mit mehreren Substanzen, beispielsweise mehreren unterschiedlichen Drogen.

der Herzmassage. Wir tun alles, was möglich ist, verabreichen Adrenalin und Atropin. Doch ohne Erfolg. Nach wenigen Minuten trifft der Notarzt ein. Gemeinsam machen wir weiter. Doch sosehr wir uns auch anstrengen, der Mann kommt nicht wieder zu sich. Am Ende kann der Arzt nur noch den Tod feststellen.

Es scheint merkwürdig, dass diese beiden auf den ersten Blick so ähnlichen Fälle so unterschiedlich ausgegangen sind. Beide Patienten haben Blut erbrochen, doch dessen Herkunft unterschied sich maßgeblich. Das ist ein grundsätzliches Problem: Kommt man zu einem Notfallpatienten, der Blut erbricht, ist erst mal vollkommen unklar, wo es herkommt. Natürlich ergießt es sich immer aus dem Mund des Patienten, aber an welcher Stelle im Körper sich das Leck befindet, weiß man nie.

Zwar ist es am wahrscheinlichsten, dass das Blut aus dem Magen, aus dem Darm oder aus der Speiseröhre stammt, es könnte aber auch von der Nasenschleimhaut den Rachen hinunter in den Magen gelaufen sein. Dabei ist die Herkunft des erbrochenen Blutes entscheidend für die Dringlichkeit der Behandlung sowie die genaue Art des weiteren Vorgehens.

Also gilt es, diesen Ort schnellstmöglich zu ermitteln. Dazu schaut man sich die Beschaffenheit des erbrochenen Blutes an. In unserem ersten Fall war es von Klumpen durchsetzt, im zweiten Fall nicht. Das ist nicht unwichtig, denn Blut enthält Eiweiße, die sich unter bestimmten Bedingungen zusammenballen können, etwa wenn sie über einen längeren Zeitraum mit Magensäure in Kontakt kommen. Das ist zum Beispiel bei einem Magengeschwür der Fall, dessen häufigste Ursache die Besiedlung der Magenschleimhaut mit dem Bakterium Helicobacter pylori ist.

Dieser winzige Keim führt zur Entzündung der Magenschleimhaut, die dann nicht mehr in der Lage ist, die Magenwand vor der eigenen Säure zu schützen. Die Folge sind Verletzungen, aus denen Blut in den Magen sickert.

Erfahrungsgemäß gibt es Patienten, die immer wieder mit Magengeschwüren zu kämpfen haben, bei denen also die Rückfall- oder – medizinisch korrekt – Rezidivgefahr hoch ist. Schuld daran können eine spezielle genetische Prägung, aber auch Rauchen, Alkoholkonsum und bestimmte Arzneimittel sein. Wer beispielsweise über einen längeren Zeitraum regelmäßig Aspirin einnimmt, hat ein vierfach erhöhtes Risiko, ein Geschwür zu bekommen.

Trifft nun das Blut aus dem Geschwür auf die Magensäure, zeigt sich dies in einer charakteristischen kaffeesatzartigen Beschaffenheit des erbrochenen Blutes – so wie bei unserem ersten Fall. Dort hatte die Diagnose im Krankenhaus tatsächlich ein erneutes Magengeschwür ergeben.

Im zweiten Fall prägten Drogenkonsum und vor allem Alkoholmissbrauch den Alltag des Patienten. Ein Lifestyle also, unter dem der gesamte Körper, insbesondere aber die Leber, massiv zu leiden hat. Regelmäßiger Alkoholkonsum kann die Leber nämlich ganz erheblich schädigen, schlimmstenfalls ist das Ergebnis eine Leberzirrhose. Dabei gehen die Leberzellen nach und nach zugrunde und werden durch Bindegewebe ersetzt, wodurch das Organ eine kompakte, knotige Struktur bekommt. Ursache hierfür kann zwar auch eine virusbedingte Entzündung sein, doch ist in den modernen Industrienationen an etwa der Hälfte aller Zirrhosen Alkohol schuld.

Die Gewebsverhärtung behindert mehr und mehr den Blutstrom durch die Leber, so dass es sich in der Pfortader staut, einer Vene, die das aus dem Darm kommende, nährstoffreiche Blut sammelt und zur Leber befördert. Das geht so lange, bis sich schließlich Verbindungen – sogenannte Anastomosen – zwischen Pfortader und oberer Hohlvene bilden, durch die das Blut direkt, also ohne die Leber zu passieren, ins Herz strömt.

Solche Anastomosen finden sich dann an mehreren Stellen, unter anderem auch um die Speiseröhre herum, wo sie sich infolge des hohen Drucks immer mehr erweitern und schließlich dicke Krampfadern (Ösophagusvarizen) bilden. Die können fatalerweise platzen, woraufhin sich Mengen von Blut in die Speiseröhre ergießen. Das fließt dann weiter in den Magen, von wo es bald wieder schwallartig erbrochen wird. Deshalb kann eine scheinbare Magenblutung durchaus ihre Ursache in einer alkoholkranken Leber haben.

Kaffeesatzlesen vom Fußboden, genauer gesagt die Ermittlung der Struktur des Erbrochenen sowie der Lebensumstände beider Patienten, hat also den entscheidenden Hinweis auf die Herkunft des Blutes geliefert. Ob im ersten Fall bei der Ausbildung des Geschwürs Alkohol eine Rolle gespielt hat, lässt sich schwer sagen. Im zweiten Fall war die tödliche Blutung dagegen mit ziemlicher Sicherheit eine direkte Folge jahrelangen Missbrauchs von Alkohol und anderen Drogen.

Natürlich machen Alkohol, Zigaretten und alles, was uns süchtig macht Spaß. Spaß ist toll für unser Herz! Wir sollten aber lernen zu erkennen, ab wann wir uns selbst Schaden zufügen. Wir könnten einfach mal das Feierabendbier weglassen, in der Kneipe einen Schnaps weniger bestellen und auf die Glimmstängel verzichten. Seit sämtliche Marlboro-Cowboys an Herzproblemen, Lungenkrebs und anderen Raucherkrankheiten gestorben sind, ist Rauchen sowieso ziemlich uncool geworden.

STAU IM HERZEN

ALLES ÜBER DIE KORONARE HERZKRANKHEIT, ARTERIOSKLEROSE UND HERZINSUFFIZIENZ

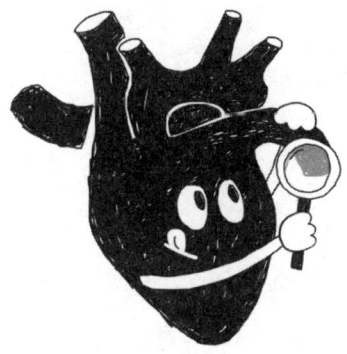

VOLLSPERRUNG

Ob es uns passt oder nicht, im Lauf des Lebens altern wir. Das lässt sich nun mal nicht aufhalten. Am ehesten sieht man es an unserer Haut, die im Alter massiv an Spannkraft verliert, Falten schlägt und ihre glatte Oberfläche einbüßt. Was man aber nicht auf den ersten Blick sieht, ist, dass das Gleiche auch unter der Haut passiert. Als wäre das oberflächliche Altern nicht schon tragisch genug. So verliert unter anderem auch unsere Blutgefäß-Autobahn nach und nach ihre Spannkraft und wird poröser. Das liegt, wie bei einer echten Autobahn, an der täglichen Beanspruchung. Nur sorgen bei unseren Blutgefäßen keine Vierzigtonner, sondern ungesunde Ernährung, Rauchen, Trinkgelage und mangelnde Fitness dafür, dass sie langsam, aber sicher kaputtgehen und verkalken.

Die Analogie geht sogar noch weiter. Denn wie bei einer Vollsperrung auf der Autobahn gibt es auch in unseren Gefäßen, arteriosklerotisch bedingt, echte Staus, die sich meist über viele Jahre, gar Jahrzehnte entwickeln. Schlimmste und oft endgültige Folgen sind der klassische Herzinfarkt oder der plötzliche Herztod.

Lagern sich Fett und Plaque in den Gefäßwänden der Herzkranzarterien ab, ohne diese indes vollständig zu verstopfen wie bei einem Infarkt, werden die Versorgungsleitungen für den Herzmuskel steifer und enger. Das geht so lange, bis bei Belastung des Herzmuskels dort nicht mehr genug sauerstoffreiches Blut ankommt. Dann hat man eine koronare Herzkrankheit, die sich mehr oder minder deutlich bemerkbar macht.

Eine häufige Folge ist die sogenannte Brustenge, die Angina Pectoris, die meist anfallartig auftritt. Dabei kommt es einem plötzlich so vor, als hätte einem jemand einen Riemen um die Brust gelegt und diese massiv eingeschnürt. Klar, dass der Betroffene, der kaum noch Luft bekommt, nicht selten panisch reagiert. Schließlich deutet alles auf einen Herzinfarkt hin. Doch nach kurzer Zeit mildern sich die Beschwerden und Symptome, und alles ist wie vorher. Zur Beruhigung besteht allerdings kein Anlass, denn ein derartiger Angina-Pectoris-Anfall ist ein schrilles Alarmsignal dafür, dass die Herzkranzgefäße schon massiv in Mitleidenschaft gezogen wurden.

Leider kann man die Arteriosklerose ursächlich so gut wie gar nicht behandeln. Und von selbst bildet sie sich auch nicht zurück. Im Gegenteil: Meist sorgen unsere »Lifestyle-Vierzigtonner« wie Rauchen und ungesunde Ernährung dafür, dass die Blutgefäße immer stärker verkalken und verschleißen.

Ist dieser Vorgang einmal im Gang und wird nicht durch massive Umstellungen unserer Gewohnheiten gestoppt, ist es nur eine Frage der Zeit, bis es zum akuten Koronarsyndrom kommt. Mit diesem Begriff bezeichnet man ganz allgemein Herz-Kreislauf-Erkrankungen und deren Symptome, die auf ein beengtes oder verstopftes Blutgefäß zurückgehen. Dazu gehört neben der instabilen Brustenge auch der Herzinfarkt. Aber auch Herzrhythmusstörungen, eine Herzinsuffizienz sowie der plötzliche Herztod können mit dem akuten Koronarsyndrom in Verbindung stehen.

Zwar gibt es nicht den einen klaren Auslöser für die koronare Herzkrankheit, doch das Risiko steigt mit mehreren

Faktoren. Und davon können wir einige durchaus positiv beeinflussen, etwa durch Behandlung einer Zuckerkrankheit, des Bluthochdrucks sowie überhöhter Blutfettwerte. Fatal sind zudem Rauchen und nicht zuletzt auch Mangel an Bewegung.

Die Folgen von Gefäßverkalkung können neben dem Herzinfarkt ein Schlaganfall oder sogar eine im Alter zunehmende, sogenannte vaskuläre, also auf Gefäßveränderungen beruhende Demenz[15] sein. Neben den vielen Vorteilen des Alters – grenzenlose Weisheit, man darf den ganzen Tag aus dem Fenster gucken, auf Kreuzfahrschiffen abhängen statt im Büro und sich ewig Zeit lassen, um ans Telefon zu gehen – hat das Herz für diesen Lebensabschnitt ein paar unschöne Überraschungen parat.

....

15 Gefäßbedingte Erkrankung des Gehirns.

ES WIRD ENG

Meine Damen und Herren, darf ich vorstellen? Die Geißel der Menschheit, die Arteriosklerose, besser bekannt als Gefäßverkalkung. Ihr gucken wir jetzt noch einmal ganz genau in den Rachen, denn nicht ein fieses Bakterium oder ein heimtückischer Virus, kein biologischer Kampfstoff und auch nicht Helene Fischer zwingen die meisten Menschen auf diesem Planeten in die Knie, sondern schlicht die zunehmende Einengung ihrer Blutgefäße. Es gibt kaum eine andere Krankheit, die so weit verbreitet ist.

Das Gemeine daran ist, dass sie sich über Jahrzehnte hinweg langsam und ohne, dass wir davon das Geringste mitbekommen einschleicht und erst, wenn es schon sehr brenzlig wird, mit Symptomen zutage tritt. Denn schon mit etwa 25 Jahren beginnen sich Plaque und Fett in unseren Gefäßwänden abzulagern, und das geht dann ein Leben lang so weiter, bis schließlich Probleme, wie beispielsweise die erwähnte Brustenge, auf das Übel aufmerksam machen.

Vor einiger Zeit veröffentlichte das kardiologische Institut in Québec zusammen mit der Université Laval eine Studie mit 168 männlichen und weiblichen Teilnehmern im Alter von 18 bis 35 Jahren, bei denen ausnahmslos keinerlei Risikofaktor für eine Herz- oder Gefäßerkrankung vorlag. Mit Hilfe eines Kernspintomographen suchten die Forscher nach Fettablagerungen im Brust- und Bauchbereich und überprüften den Zustand der Halsschlagader, da hier eine beginnende Arteriosklerose besonders früh erkennbar ist.

Und siehe da: Selbst junge und absolut vital wirkende Probanden waren bereits massiv von der Gefäßverkalkung betroffen. Wer also gedacht hat, man müsse sich im ersten Lebensdrittel keine Gedanken um seine Gefäße machen, den muss ich leider enttäuschen.

Aber wie kommt es, dass unser Körper, der sich in Hunderttausenden von Jahren beständiger Evolution eigentlich sehr gut an veränderte Lebensumstände angepasst hat, nichts gegen diese Erkrankung ausrichten kann? Das ist gar nicht so schwer zu verstehen. Denn die Arteriosklerose ist eine Erkrankung, die für uns erst im letzten Jahrhundert so richtig relevant wurde. Eine nicht zu unterschätzende Ursache ist vor allem die Lebenserwartung, die in den letzten Jahren dank des medizinischen Fortschritts massiv gestiegen ist. Bis zum Tod vergeht heutzutage durchschnittlich viel mehr Zeit als in früheren Jahrhunderten, Zeit, in der sich die Arteriosklerose in aller Ruhe entwickeln und verschlimmern kann.

Im Mittelalter lag die Lebenserwartung noch bei etwa 30 Jahren. Klar, dass es in dieser verhältnismäßig knappen Lebenszeit viel weniger Herz- und Gefäßprobleme, dafür jedoch mehr Seuchen und nach heutigem Verständnis »Kinderkrankheiten« gab, die große Bevölkerungsteile dahinrafften.

Außerdem tragen unsere modernen Lebens- und Ernährungsgewohnheiten viel mehr zur Ausbildung von Arteriosklerose bei, als das vor 600 Jahren der Fall war. Denn heutzutage ist unsere Ernährung erheblich zucker- und fettreicher (wobei überschüssiger Zucker im Stoffwechsel bekanntermaßen in Fett umgewandelt wird), mit der Folge, dass sich ein großer Teil des Fetts in den inneren Gefäßwänden unserer Blutgefäße ablagert.

Es gibt unterschiedliche Theorien, wie die Arteriosklerose es fertigbringt, sich in unserem Körper breitzumachen. Im Jahr 1976 formulierte der amerikanische Pathologe Russel Ross die sogenannte »Respond-to-Injury-Hypothese«, die man sich am besten durch den Vergleich mit einer angegriffenen mittelalterlichen Burg klarmacht.

Stell dir vor, dein Körper ist eine Festung, in der es etliche – durch ungesunde Ernährung gefüllte – Kammern mit Fett gibt, und deine innere Gefäßwand ist die umgebende Mauer. Unablässig versuchen feindliche Ritter wie Bakterien und Viren, unsere gute Körper-Festung einzunehmen. Sie sind zwar nicht am Fett interessiert, machen aber immer und überall – vor allem an der Burgmauer – Randale, und nach und nach zerstören sie die ganze Anlage. Genauso schädigen in unserem Körper Giftstoffe von Viren oder Bakterien die innere Gefäßwand. Und mit einer solchen Verletzung beginnt laut der »Respond-to-Injury-Hypothese« jede Arteriosklerose.

Wie zerstört man bei einer Belagerung die Mauer? Mit einem Rammbock! Kommt er unterstützend hinzu, ist die Mauer noch schneller brüchig. Das Gleiche gilt auch für unsere Blutgefäßwände. Nur sind es hier keine Rammböcke, sondern mechanische Belastung und Bluthochdruck, die sie verletzen. Droht ein Teil der Mauer einzustürzen oder ist er bereits zerstört, müssen die Burgbewohner natürlich reagieren. Sofort verbreiten Boten in der gesamten Festung die Nachricht vom drohenden Unheil.

In unserem Körper sind die Boten Wachstumsfaktoren und sogenannte Zytokine[16]. Sie sorgen dafür, dass beson-

....

16 Eiweiße, die die Entwicklung und das Wachstum von Zellen beeinflussen.

ders standhafte Burgbewohner, die Gefäßmuskelzellen, in der mittleren Schicht der Gefäßwand (Media) wuchern und zur inneren Schicht (Intima) wandern. Dicht auf den Fersen folgen ihnen eigentlich sehr nützliche Burgbewohner: die Makrophagen oder Fresszellen. Werden sie durch den »Mauerschaden«, also die Verletzung der inneren Gefäßwand, angelockt, stürzen sie sich gierig auf die Fettablagerungen und beginnen sie »aufzufressen«. Auch die Gefäßmuskelzellen nehmen dieses Fett auf.

Diese fettbeladenen Fress- und Gefäßmuskelzellen verändern, wie ein Fan von fettigem Fast Food, durch ihr permanentes Gefutter ihr Aussehen. Und wenn jemand anders aussieht, bekommt er oft einen Spitznamen verpasst. Vor kurzem gab mir ein Bekannter, der bemerkte, dass ich seit unserem letzten Treffen ein paar Kilo zugenommen hatte, den Spitznamen »Specki-Mampftonne«. Fies, aber ziemlich witzig, wie ich finde.

Nicht ganz so gemein war man bei den fettbeladenen Fress- und Gefäßmuskelzellen. Anstatt sie Specki-Mampfzellen zu nennen, verpasste man ihnen den simplen Namen Schaumzelle. Schaut man sich diese Zellen unter dem Mikroskop an, erkennt man auch, warum: Ihr Inneres sieht nach der Fressorgie aus, als sei es komplett mit einem groben Schaum ausgefüllt.

Bis zu diesem Zeitpunkt kann sich die Arteriosklerose noch zurückbilden. Das wurde bei Betroffenen festgestellt, die beispielsweise Ausdauertraining betrieben. Dabei wurde eine signifikante Senkung des Cholesterinspiegels und vor allem eine massive Verbesserung des Verhältnisses von »bösem« und »gutem« Cholesterin gemessen. Haben sich aber erst einmal Schaumzellen gebildet, ist der fatale Prozess leider kaum mehr umkehrbar.

Das liegt vermutlich daran, dass das Wuchern und Wandern der Gefäßmuskelzellen sowie die Schaumzellbildung über einen längeren Zeitraum die für die Arteriosklerose typischen Gewebsveränderungen, die Plaques, verursachen. Primärer Auslöser ist nach der »Respond-to-Injury-Hypothese« aber immer eine Verletzung der inneren Gefäßwand.

Einen anderen Ansatz zur Entstehung von Arteriosklerose formulierte 1983 der amerikanische Forscher und Nobelpreisträger Joseph Leonard Goldstein. Er sprach als Erster davon, dass Fresszellen ein chemisch abgewandeltes Eiweiß, sogenanntes oxidiertes LDL[17], aufnehmen und sich daraufhin zu Schaumzellen umbilden. Gemäß seiner »Lipoprotein-Induced-Atherosclerosis-Hypothese« beginnt die Arteriosklerose mit der Modifikation von LDL, und die Verletzung der Gefäßwand erfolgt erst danach. Doch in einem Punkt sind sich Goldstein und Ross einig: Beide gehen davon aus, dass es die Schaumzellen sind, die letztlich eine massive Entzündungsreaktion auslösen.

Eigentlich ist jede Entzündung eine clevere Abwehrmaßnahme unseres Körpers, mit der er sich vor Eindringlingen wie Krankheitserregern schützt. Hat man sich beispielsweise am Knie verletzt, so macht es total Sinn, dass es anschwillt, schmerzt, heiß und rot wird – die sogenannten »Kardinalsymptome einer akuten Entzündung«. Denn unser Körper erhöht sofort die Durchblutung, damit so schnell wie möglich Zellen unseres Immunsystems bei der Wunde ankommen, um dort Krankheitserreger abzuwehren und die Wunde wieder zu verschließen. Und diese vermehrte Blutfülle macht die Umgebung der Wunde warm und rot.

Der Schmerz – auch er durchaus sinnvoll – soll uns dazu

....

17 LDL = Low Density Lipoprotein, also Lipoprotein mit geringer Dichte, ab S. 122 findest du mehr darüber.

bringen, den entzündeten Bereich zu schonen und weniger zu bewegen. Bei einer Knieverletzung ist eine Entzündung also eine super Sache, doch in Blutgefäßen löst sie fatalerweise die Bildung der üblen Plaques aus.

Wenn die Entzündung weiter um sich greift und tiefer in die Gefäßwand vordringt, begünstigt das einen schleichenden Umbau des Gewebes. In der Gefäßwand entstehen bindegewebige Strukturen, auch Kappen genannt. Eine solche Kappe kann aber aufplatzen und fördert damit die Bildung von »Blutpfropfen«, sogenannten Thromben, die günstigstenfalls das Gefäß an der Stelle ihrer Entstehung verschließen oder schlimmstenfalls mit dem Blutstrom mitgerissen werden, um schließlich an einer anderen Stelle ein Gefäß zu verstopfen.

Ist das ein Herzkranzgefäß, spricht man von einem Herzinfarkt, handelt es sich um eine Arterie im Gehirn, liegt ein Schlaganfall vor, und blockiert der Thrombus ein Gefäß in der Lunge, lautet die Diagnose »Lungenembolie«. Das sind die übelsten Folgeerscheinungen, mit denen die Gefäßverkalkung ihr jahrelanges Wachstum jäh bemerkbar macht.

Durch den bindegewebigen Umbau wird die Arterie porös, Kalkpartikel lagern sich ein, und die Gefäßwand wird nicht nur dicker, sondern auch spürbar härter. Daher die umgangssprachliche Bezeichnung Gefäßverkalkung, die jedoch nur einen kleinen Teil dessen beschreibt, was bei der Arteriosklerose in unseren Gefäßen passiert. Aber Arterienverkalkung kann man sich einfach deutlich leichter merken, als »LDL-Schaumzellbildungs-Kappenplatzungs-Gefäßverschleiß«.[18] Doch egal, wie man die schlimme

....

18 Und selbst dieses Phantasie-Wortkonstrukt erfasst die Arteriosklerose bei weitem nicht in Gänze.

Krankheit auch nennt, wichtig ist zu wissen, dass sie keinesfalls nur einen Herzinfarkt, einen Schlaganfall oder eine Lungenembolie, sondern auch weniger dramatische Herzprobleme wie Blutdruck- und Rhythmusstörungen, eine allgemeine Herzschwäche und vor allem das akute Koronarsyndrom auslösen kann.

EIN GROSSES HERZ

Todesursache Herzversagen. So steht es auf vielen Toten-
scheinen. Doch was ist damit gemeint? Eigentlich ist Herzversagen ein ziemlich nichtssagender Begriff, den man
verwendet, wenn man die genaue Ursache eines Herzstillstandes nicht kennt. Mediziner sprechen in so einem Fall
von der (akuten) Herzinsuffizienz, und die ist eine der häufigsten Gründe, um Patienten stationär im Krankenhaus
aufzunehmen. Oft geht sie mit anderen Erkrankungen ein-
her, meist ist sie Folge der koronaren Herzkrankheit. Besonders häufig kommt sie bei Diabetikern vom Typ 2 vor.

Bei der Insuffizienz ist die Pumpe nicht mehr stark und
leistungsfähig wie bei einem gesunden Menschen und kann
ihrer Aufgabe, den Körper ausreichend mit Sauerstoff und
Blut zu versorgen, daher nicht mehr in ausreichendem Maß
nachkommen. In den meisten Fällen ist die Hauptursache
eine Gefäßverkalkung. Die sorgt dafür, dass sich die Herzkranzgefäße verengen, so dass der Herzmuskel Mangel
leidet. Eine andere Ursache der Insuffizienz ist Bluthochdruck, denn wenn der Druck und damit der Widerstand in
den Arterien zu hoch ist, muss das Herz viel härter arbeiten
als normalerweise, es rackert sich richtig ab.

Dauerhaft bleibt das nicht ohne Folgen: Unser zentrales
Blutversorgungsorgan wird schwächer und schwächer – so
wie wir, wenn wir viel zu viel arbeiten und dann etwa einen
Burn-out erleiden. Besonders Menschen im Alter von 70 bis

80 Jahren erkranken an der Herzinsuffizienz, wobei Männer häufiger und früher betroffen sind als Frauen.

Daneben können auch eine zu hohe oder zu niedrige Herzfrequenz, Rhythmusstörungen, Klappenfehler sowie eine sogenannte Perikardtamponade (darunter versteht man das Zusammendrücken des Herzens mit begleitender Einschränkung seiner Funktion, etwa durch eine Einblutung in den Herzbeutel) im Lauf der Zeit zu einer akuten Herzinsuffizienz führen. Und schließlich kann sie auch Folge einer Herzmuskelentzündung, einer Lungenembolie oder eines überlebten Herzinfarktes sein. Puh! Eine ganze Latte von Krankheiten, die unsere Pumpleistung massiv einschränken können. Doch damit ist die Aufzählung der Ursachen immer noch nicht vollständig. Denn für die mangelhafte Belastbarkeit des Herzens gibt es noch weitere mögliche Gründe.

Einer davon ist eine Anämie, das heißt eine Blutarmut, bei der in den Gefäßen zu wenige rote Blutkörperchen herumschwimmen, so dass zu wenig Sauerstoff transportiert wird. Dann muss das Herz härter arbeiten, um den Mangel auszugleichen. Unterstützend schüttet der Körper die Hormone Adrenalin und Noradrenalin aus, die die Schlagkraft des Herzens erhöhen, und auch das sogenannte Renin-Angiotensin-Aldosteron-System, ein Enzym-Hormon-System unseres Körpers, das den Blutdruck beeinflussen kann,[19] sorgt dafür, dass das Blutvolumen zunimmt und der Druck in den Gefäßen steigt. Diese Effekte sind erst mal dazu da, um eine ausreichende Durchblutung der Organe aufrechtzuerhalten, doch über kurz oder lang schaden sie dem Herzen mehr als sie nützen. Und schließlich wird der Herz-

....

19 Mehr dazu kannst du auf Seite 242 im Kapitel »Flaschen auf der Liegewiese« finden.

muskel, um seine Pumpleistung zu erhöhen, selbst immer dicker.

So wie jeder andere Muskel wächst dieser nämlich auch bei erhöhter Beanspruchung. Geschieht das bei Ausdauersportlern, deren Muskeln Sauerstoff in Mengen verbrauchen, ist das ganz normal und erst mal nicht gefährlich. Ganz anders sieht es aus, wenn die Herzvergrößerung eine Reaktion auf krankhafte Veränderungen ist. Denn wenn der Druck im Herzen zu hoch ist, weitet sich das Herz und wird immer größer. Das Herz wird zum Hulk!

Durch diese Verwandlung braucht es selbst auch immer mehr Sauerstoff und schwillt noch mehr an, ein fataler Teufelskreis. Zusätzlich baut sich bei dem übermäßigen Wachstum auch Bindegewebe mit ein, das nennt man Fibrose. Der Effekt ist wie bei anderen bindegewebigen Organveränderungen, etwa der bereits besprochenen Leberzirrhose: Das Organ funktioniert schlechter und schlechter.

Schließlich kann auch eine Schilddrüsenüberfunktion auf Dauer eine Herzinsuffizienz zur Folge haben, denn die Hormone dieser kleinen Drüse am Hals regen das Herz an, schneller zu schlagen (Mediziner sprechen bei mehr als 100 Schlägen pro Minute von einer »Tachykardie«).

Eine Herzinsuffizienz setzt sich grundsätzlich aus zwei Teilen zusammen: dem systolischen Abschnitt (Systole: Zusammenziehung einer Herzkammer) und dem diastolischen (Diastole: Entspannung der Kammer). Bei der systolischen Insuffizienz ist die Pumpleistung des Herzens, genauer der linken Herzkammer, herabgesetzt, bei der diastolischen füllt sie sich nicht mehr ausreichend mit Blut. Das Ergebnis ist in beiden Fällen, dass das geschwächte Herz zu wenig Blut in den Körperkreislauf pumpt. Folge: eine Nähr- und Sauerstoffunterversorgung des ganzen Körpers.

So wie man das Herz in eine rechte und eine linke Herzhälfte mit unterschiedlichen Funktionen unterteilt, macht man das auch mit der Herzinsuffizienz. Ist vorwiegend die Muskulatur der rechten Herzkammer und des rechten Vorhofes betroffen, deren Aufgabe es ja ist, kohlendioxidreiches Blut in die Lunge zu pumpen, wo es wieder mit Sauerstoff beladen wird, spricht man von einer Rechtsherzinsuffizienz. Wenn die rechte Herzhälfte das Blut, das aus dem Körper angeflossen kommt, nicht mehr richtig weiterpumpt, dann gibt es einen Rückstau in die Körpervenen. Daraufhin arbeitet die rechte Herzhälfte härter, um mehr Blut in die Lunge zu pumpen. In der Folge verdickt sich die Wand der rechten Kammer. Doch trotz dieser verzweifelten Bemühungen reicht die Kraft des Herzens irgendwann nicht mehr aus. Dann kann man am Hals oft gestaute Venen tasten und sogar sehen. So wie beim Hulk auch. Nur dass wir nicht grün anlaufen. Zudem bilden sich Wasseransammlungen in Beinen und Bauch.

Die Rechtsherzinsuffizienz ist eine recht gesellige Herzerkrankung, aber ein schlechter Gast. Sie kommt selten allein und bringt gerne unangemeldet ein paar Freunde mit. Leider benehmen die sich ziemlich daneben. Meist tritt die Rechtsinsuffizienz nämlich in Begleitung oder als Folge einer verminderten Pumpleistung der linken Herzhälfte auf. Die nimmt ja normalerweise das mit Sauerstoff angereicherte Blut aus der Lunge auf, um es weiter in den Körperkreislauf zu befördern. Reicht die Pumpleistung nun aber nicht mehr aus, ergibt sich auch hier ein Blutrückstau, diesmal allerdings in die Lunge. Mediziner sprechen in diesem Fall von einer Stauungslunge.

Das Gefährliche daran ist, dass durch den erhöhten Druck im Inneren der Lungengefäße Flüssigkeit in das Innere unseres Atmungsorgans gepresst wird. Folge: Die Lunge wird langsam, aber sicher geflutet.[20] Dann bekommen die Betroffenen nicht nur immer schlechter Luft, sie beginnen auch heftig zu husten, um die schaumige Flüssigkeit aus der Lunge herauszubekommen. Die Atemgeräusche zwischen den Hustenattacken sind dann rasselig bis blubberig.

Linke und rechte Herzschwäche werden unter dem Überbegriff »globale Herzinsuffizienz« zusammengefasst. Die kann sich – oft als Folge einer anderen Erkrankung – innerhalb von Stunden oder Tagen, also akut, entwickeln. Verschlechtert sich die Herzleistung dagegen ganz allmählich über mehrere Monate oder sogar Jahre, spricht man von einer chronischen Herzinsuffizienz.

Die New York Heart Association hat eine vierstufige Einteilung zur Klassifikation des Schweregrades einer Herzinsuffizienz veröffentlicht. Demnach zeigen sich bei Stufe I in Ruhe oder bei alltäglicher Belastung noch keine körperlichen Symptome. Leichte Einschränkungen der körperlichen Belastbarkeit kennzeichnen erst Stufe II, und ist selbst die alltägliche Belastungsgrenze herabgesetzt oder treten bereits Rhythmusstörungen, Atemnot oder Brustenge auf, liegt Stufe III vor. Die Klassifikation gipfelt in Stufe IV, bei der die Betroffenen nahezu unbeweglich und daher zur Bewältigung ihres Tagesablaufes auf Hilfe angewiesen sind.

Vom Schweregrad der Herzinsuffizienz ist der Behandlungsplan abhängig. Natürlich kann man mit Medikamenten wie Blutdrucksenkern und entwässernden Arzneimitteln die Lebensqualität verbessern. Doch Tabletten machen nur dann Sinn, wenn der Kranke auch seine Lebensumstände seinem Leiden anpasst. Dazu gehört, dass er nicht mehr raucht und weniger Alkohol konsumiert. Am besten, er lässt den Alkohol ganz sein.

....

20 Das nennt man Lungenödem.

Zudem erleichtert eine salzarme Ernährung dem Herzen die Arbeit. Das hilft, weil Salz im Körper Flüssigkeit bindet, also die Blutmenge erhöht, und so dafür sorgt, dass das Herz mehr arbeiten muss. Das heißt aber nicht, dass der Kranke nichts mehr trinken darf. Vielmehr sollte er, falls vom Arzt nicht anders verordnet, mindestens zwei Liter Wasser am Tag zu sich nehmen. Wenn er sich dazu noch herzgesund ernährt und etwas abnimmt, kann er trotz der Insuffizienz ein durchaus lebenswertes Leben führen.

Ich kann mir gut vorstellen, dass es anfangs schwer ist, seine Ernährung umzustellen und auch noch abzunehmen. Schließlich sind das zwei Dinge, die alles andere als vergnüglich klingen. Doch ist der Anfang erst einmal gemacht, geht der Rest oft wie von selbst. Ein möglicher erster Schritt, seine Ernährung umzustellen, ist, die Nahrung wortwörtlich umzustellen. Das meine ich ganz ernst.

Letztens erzählte mir ein Freund, er habe seine Ernährung umgestellt. Die Schokolade stünde nun nicht mehr links, sondern rechts von der Computertastatur. Vom Grundgedanken her gar nicht schlecht, aber wohl kaum sonderlich effektiv. Was aber, wenn man seine Süßigkeiten in den Keller oder auf den Dachboden verfrachtete? Dadurch sinkt die Gefahr, dass man aus Langeweile futtert. Mit Sicherheit eine erste gute Maßnahme. Von dem gleichen Freund bekam ich kurz darauf eine Nachricht, er habe zusätzlich noch 800 Kalorien verbrannt. Im Anhang das Bild einer verkohlten Pizza. Scherzkeks!

NACH HERZENSLUST SCHLEMMEN

ALLES ÜBER DEN ZUSAMMENHANG VON ERNÄHRUNG UND HERZGESUNDHEIT

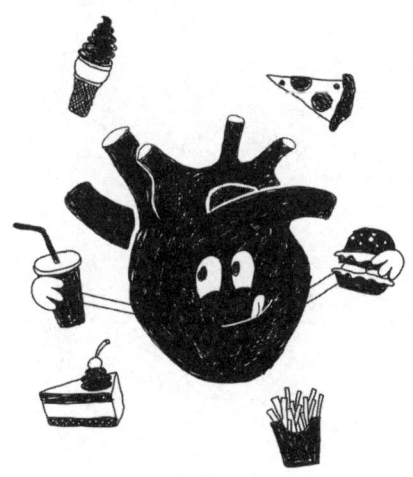

DAS HERZ KRIEGT
SEIN FETT WEG

Sie liegt in ihrer ganzen Pracht verlockend vor mir. Die Luft ist geschwängert von ihrem Geruch, so betörend, dass ich mich kaum beherrschen kann. Ihre schlanke Linie raubt mir den Atem, ihre Haut glänzt. Sie ist eine Herzensbrecherin, wie sie sich so nackt und heiß vor mir räkelt. Und noch dazu ist sie billig. Vier Euro, um genau zu sein.

Doch dann meldet sich mein Gewissen: »Johannes! Nein! Sie wird dir nicht guttun. Lass es!« Toll, vielen Dank. Mein Gewissen ist eine echte Spaßbremse. Immer, wenn ich an einer Wurstbude vorbeikomme, spielt sich in meinem Kopf dieses Drama ab. Dabei bin ich ein echter Fan von Currywurst mit Pommes. Nur leider ist dieser Leckerbissen, wie so vieles, was schmeckt und Spaß macht, ziemlich ungesund.

Das Nahrungsangebot ist riesig und damit die Gefahr, etwas Ungesundes in sich hineinzustopfen, groß. Wie aber soll man den Überblick behalten? Woher weiß ich, wann ich was essen soll und wann ich ruhig mal eine Ausnahme von den strengen Gesundheitsregeln machen darf? Obwohl die medizinische Versorgung immer besser wird, gibt es bei uns immer mehr Herz- und Kreislauferkrankungen.

Ein echtes First-World- oder Wohlstandsphänomen. Denn die Ursachen liegen oft in falscher oder zu üppiger Ernährung. Häufig macht das, was wir essen, zwar satt, aber auf Dauer auch krank. Durch Konservierungsverfahren gehen viele Inhaltsstoffe verloren, dazu sorgt die Lebensmittelchemie dafür, dass in unserem Essen nicht mehr ausreichend Vitamine und Nährstoffe vorhanden sind. Das wäre alles erträglich, würde nicht unser Herz-Kreislauf-System unter der minderwertigen Nahrung massiv leiden.

Vor allem Fertigprodukte und Fast Food sind ein Problem. Und gerade die sind dummerweise besonders beliebt. Denn wer hat heute noch Zeit und Lust, selbst zu kochen? Nach einem hektischen Arbeitstag oder in der kurzen Mittagspause scheint die Bratwurst am Imbiss nebenan doch viel interessanter und vor allem bequemer, als selbst am Herd zu stehen. Dabei ist es gar nicht so zeitaufwändig und kann richtig Spaß machen, sich herzgesund zu ernähren.

Der erste Schritt in die richtige Richtung ist: gutes Fett! Viele glauben, Fett sei per se ungesund. Das stimmt aber nur bedingt. Denn auch bei den Fetten gibt es unterschiedliche Qualitäten, von »guten«, wie man sie zum Beispiel in Leinöl findet, bis hin zu ausgesprochen »schlechten«, weil gehärteten Fetten wie in Margarine, Kokos- und Palmfett. Leider finden sich solche ungesunden Fette in den meisten Fertigprodukten. Sie sind maßgeblich daran beteiligt, dass sich Entzündungen im Körper verschlimmern, worunter unser Herz-Kreislauf-System massiv leidet. Also her mit dem guten Fett für ein gesundes Herz!

Doch was genau unterscheidet gesunde von ungesunden Fetten? Dazu muss man wissen, dass es gesättigte und ungesättigte Fettsäuren gibt, die sich in ihrer chemischen Struktur unterscheiden. Gesättigte Fettsäuren findet man vor allem versteckt in tierischen Produkten wie Butter, Sahne oder Frühstücksspeck. Läuft dir gerade das Wasser im Mund zusammen? Sorry, aber diese Fette sind bekannt dafür, dass sie den Cholesterinspiegel im Blut an-

Stearinsäure (oben) ist eine gesättigte Fettsäure und hat keine Doppelbindungen. **Ölsäure** (unten) hingegen ist eine ungesättigte Fettsäure und hat eine Kohlenstoff-Doppelbindung.

heben. Besonders arm an gesättigten Fettsäuren sind dagegen mageres Fleisch – hier vor allem Huhn und Pute, aber auch Fisch und Meeresfrüchte wie Barsch, Zander und Muscheln.

Zur Frage, welche Arten von Fettsäuren sich positiv oder negativ auf unser Herz-Kreislauf-System auswirken, hat sich die Deutsche Gesellschaft für Ernährung im Jahr 2007 in einer Veröffentlichung geäußert, die auf einer Studie basierte. Demnach sinkt das Risiko für eine koronare Herzkrankheit um 19 Prozent, wenn man gesättigte durch mehrfach ungesättigte Fettsäuren ersetzt[21], und zwar am besten durch ungesättigte Omega-3- und Omega-6-Fettsäuren.[22] Doch je mehr man sich mit diesem Thema beschäftigt, desto verwirrender wird es. Behaupten einige Studien, Omega-3- und Omega-6-Fettsäuren würden generell das Risiko für Herzkrankheiten senken, empfehlen

21 Für chemisch Interessierte: Die enthalten in ihren Kohlen-Wasserstoff-Ketten zahlreiche Doppelbindungen.
22 Die Zahl gibt an, zwischen welchen Kohlenstoffatomen der Fettsäure die letzte Doppelbindung vorliegt.

andere, Omega-6-Fette bei Herzerkrankungen komplett zu vermeiden. Auf wen soll man nun hören?

Fest steht, dass den Omega-3-Fettsäuren gleich mehrere positive Wirkungen zugeschrieben werden. Studien haben übereinstimmend ergeben, dass sie die Spannkraft von Haut und Haar erhöhen, unser Immunsystem stärken und mithelfen, schädliche Entzündungen zu bekämpfen. Vor allem aber schützen sie unser Herz, denn sie haben nicht nur einen positiven Einfluss auf die Fettwerte des Blutes, sondern auch auf dessen Druck in den Gefäßen sowie den Zuckergehalt.

Dagegen sollen Omega-6-Fettsäuren die positive Wirkung ihrer Omega-3-Kollegen eher dämpfen. Die Studienergebnisse dazu sind aber derart widersprüchlich, dass sie mit Vorsicht zu genießen sind. Wie so oft in solchen Diskussionen liegt die Wahrheit vermutlich irgendwo zwischen den beiden Extremstandpunkten. Es kommt wohl auf das richtige Verhältnis an.

Fest steht jedenfalls, dass die Botenstoffe, die aus Omega-6-Fettsäuren entstehen, Entzündungen weitaus weniger wirksam bekämpfen als diejenigen aus Omega-3-Fettsäuren, wie man sie etwa in Thunfisch, Makrele, Lachs und Hering findet. Auch Meeresfrüchte enthalten große Mengen an Omega-3-Fettsäuren. Ernährungswissenschaftler empfehlen daher, höchstens vier Mal so viele Omega-6- wie Omega-3-Fettsäuren auf den Speiseplan zu setzen, doch das kollidiert leider mit unseren westlichen Ernährungsgewohnheiten. Denn wir alle konsumieren etwa zehn bis zwanzig Mal so viele Omega-6- wie Omega-3-Fette, was daran liegt, dass sich die Sechser-Variante nun mal vor allem in den beliebtesten Nahrungsmitteln wie tierischen Fetten, Fleisch, Milchprodukten und Salatölen findet.

Ein gutgemeinter Rat also, aber nur sehr schwer umzusetzen. Wie war das noch gleich? Omega-6 vier mal mehr? Mehr als was? Und welches Fett ist jetzt noch mal in den Pommes? Ernährungstipps sind oft sehr vage und schwer zu behalten. Und vor allem kaum umzusetzen. Klare und einfach zu befolgende Ratschläge gibt es nur wenige, was nicht zuletzt daran liegt, dass jeder Mensch seinen eigenen individuellen Stoffwechsel, eigene Körpermaße und zu berücksichtigende Vorerkrankungen hat. Meist handelt es sich bei den Tipps daher nur um grobe Richtlinien, an denen man sich entlanghangeln kann. Außerdem haben die wenigsten von uns Zeit, sich so detailliert mit ihrem Speiseplan auseinanderzusetzen. Ernährung ist eine komplizierte Wissenschaft.

Will man es möglichst richtig machen, bleibt die Option, sich von einem Ernährungsberater einen persönlich abgestimmten Speiseplan erstellen zu lassen. Doch auch diejenigen, für die das nicht in Frage kommt, können ihrem Herzen beim Essen und Trinken einen Gefallen tun. Zwar kann niemand von uns sein Alter, sein Geschlecht oder seine genetischen Vorbelastungen ändern. Aber jeder kann beim Essen und Trinken etwas gegen zu hohe Blutfettwerte, Zuckerkrankheit, Übergewicht und Bluthochdruck[23] tun – etwa, indem er gesättigte Fettsäuren so gut es geht gegen ungesättigte tauscht.

Fette ganz wegzulassen ist dagegen wenig sinnvoll. Weitaus klüger ist es, auf deren Qualität und Zusammensetzung zu achten. Laut Deutscher Gesellschaft für Ernährung sind 80 Gramm Fett pro Tag ein Richtwert, der für die meis-

....

23 Kommen Fettleibigkeit, Bluthochdruck, hohe Blutfettwerte und ein erhöhter Blutzuckerspiegel zusammen, spricht man vom metabolischen Syndrom oder dem »tödlichen Quartett«, siehe Seite 137. Es geht vielen Gefäßkrankheiten voraus.

ten Erwachsenen als unbedenklich gilt. Dabei sollte man so oft wie möglich pflanzliche Fette wie Raps- oder Sojaöl und daraus hergestellte Streichfette verzehren, um mehr Omega-3-Fettsäuren zu sich zu nehmen.

Die richtigen Fette zu essen ist aber nicht der einzige Punkt, auf den man achten sollte. Eine eher bittersüße Rolle kommt dem Zucker zu. Zwar dient er unserem Körper als Hauptenergielieferant, doch in unserer Nahrung ist derart viel davon versteckt, dass es unserem Körper schwerfällt, die permanent im Übermaß zugeführte Energie auch zu nutzen. Er reagiert darauf, indem er Energiereserven, und zwar wiederum in Form von Fett, anlegt, und das bedeutet zwangsläufig Übergewicht. Ist »Energiereserve« nicht ein viel schöneres Wort als »Bierbauch«?

ISS DICH FIT

»Mehr Zucker!«, befiehlt meine Nichte. Wir bereiten in der Küche selbstgemachten Eistee zu.

»Boah nee … Jetzt ist Schluss. Noch mehr Zucker und es wird Brechtee«, erwidere ich mit leidendem Unterton.

Sie kräuselt die Stirn. »Hääh? Was soll das denn sein?«

»Na dann schmeckt es zum Kotzen. Wenn du noch mehr Zucker haben willst, dann beiß in eine Kartoffel«, ich reiche ihr grinsend eine Kartoffel.

»Oh Maaann«, seufzt sie, »ich bin doch nicht doof! Kartoffeln sind gar nicht aus Zucker. Das schmeckt eklig!«

In einem Punkt hat meine Nichte recht: In eine rohe Kartoffel zu beißen ist wirklich eklig. Aber, dass man in einer Kartoffel keinen Zucker findet, wage ich zu bezweifeln. Das süße Zeug ist nämlich ein Meister der Tarnung. Zucker ist ein Sammelbegriff für eine große Zahl mehr oder minder süß schmeckender sogenannter Saccharide. Dabei unterscheidet man grob Einfachzucker wie Trauben- (Glukose) und Fruchtzucker (Fructose), Zweifachzucker wie Milch- (Laktose), Malz- (Maltose) oder den bekannten Haushaltszucker (Saccharose). Wie der Name schon sagt, bestehen Einfachzucker (Monosaccharide) aus nur einer einzigen Zuckereinheit, während Zweifachzucker (Disaccharide) aus zwei solchen Einheiten zusammengesetzt sind. Bei Zuckern aus bis zu zehn Einheiten spricht man von Mehrfach- und bei solchen, die noch komplizierter zusammengesetzt sind, von Vielfachzuckern.

Dazu gehört beispielsweise die Stärke, die wir aus Kartoffeln kennen. Obwohl sie allenfalls noch ganz schwach süß ist und sich in Wasser nur schwer auflöst, handelt es sich dabei um eine Zuckerverbindung, genau genommen um eine lange Kette aus lauter Traubenzuckereinheiten, in die sie zur Energiegewinnung auch wieder zerfallen kann. Stärke ist die Speicherform von Zucker bei Pflanzen.

Bei uns Menschen wird Glukose dagegen in einer anderen Form, dem Glykogen, gespeichert. Darin bilden die einzelnen Glukoseeinheiten eine verzweigte Reihe, in der sie sich gegenseitig aneinander festklammern. Fast wie Demonstranten, die einander an den Händen halten, um eine Einheit zu bilden.

Ist das Angebot an Glukose sehr groß, bauen vor allem unsere Leber und die Muskeln daraus Glykogen für schlechtere Zeiten auf. Das liefert dann bei besonderen Anstrengungen, etwa einem Langstreckenlauf, die Power, wenn der übrige Zucker verbraucht ist.

All diese Varianten des Zuckers fasst man unter einem Oberbegriff zusammen, den jeder kennt: Kohlenhydrate. Sie sind für uns absolut überlebenswichtig, das heißt, ohne Kohlenhydrate könnte unser Körper schlichtweg nicht funktionieren. Die wertvollsten für unseren Organismus sind aber nicht die Ein- und Zweifachzucker, sondern die langen Ketten wie etwa die Stärke. Denn kurzkettige Kohlenhydrate werden in unserem Darm ruck, zuck zerlegt und ins Blut aufgenommen. Mit Hilfe von Insulin gelangen sie in die Muskelzellen, wo sie zur Energiegewinnung dienen. Nehmen wir sie zu uns, steigt daher die Blutzuckerkonzentration sehr schnell an, fällt aber genauso rapide auch wieder ab.

Glukose (oben) ist ein Einfachzucker, besteht also nur aus einer Zuckereinheit, **Laktose** hingegen ist ein Zweifachzucker.

Dagegen werden langkettige Kohlenhydrate wesentlich langsamer in ihre Einzelbausteine zerlegt und ins Blut aufgenommen. Deshalb liefern sie weitaus ausdauernder und gleichmäßiger die Energie, die unser Körper für all den Quatsch braucht, den wir ihm abverlangen. Solche langen Kohlenhydratketten finden sich unter anderem auch in Vollkornbrot. Im Fitnessstudio und beim Sport begegnen mir häufiger Menschen, die zuckerhaltige Säfte oder sogar Softdrinks in sich hineinkippen. Beim Training sind die zweifellos ein schneller und effektiver Energielieferant. Doch leider nur für kurze Dauer. Langfristig verschafft uns eine Cola daher nur wenig Power. Ganz anders das Vollkornbrot. Zwar besteht es auch aus Zucker, aber eben aus langkettigen Kohlenhydraten. Für ausdauernde Kraftanstrengungen ist Vollkornbrot also erheblich besser geeignet.

Auf den Lebensmittelverpackungen findet man Angaben zur Kohlenhydrat- und Zuckermenge. So enthalten etwa 100 Gramm der Aufback-Mehrkornbrötchen, die ich gerade frühstücke, 42 Gramm Kohlenhydrate, davon 3,2 Gramm Zucker. Die angegebene Kohlenhydratmenge bezieht sich auf die Gesamtheit der Zuckerverbindungen, während die Angabe »davon Zucker« nur Ein- oder Zweifachzucker wie Kristall-, Frucht- und Milchzucker umfasst. Will man seinem Herzen und dem Körper etwas Gutes tun, sollte man darauf achten, davon möglichst wenig zu sich zu nehmen.

Doch das ist leichter gesagt als getan, denn für unseren Körper ist Zucker eine Art Droge. Er sorgt für die Freisetzung des Glückshormons Dopamin, das, wie wir gesehen haben, im Belohnungssystem unseres Gehirns eine entscheidende Rolle spielt. Also verlangt unser Körper wie ein Junkie immer mehr und häufiger Zucker – gern in Form von Schokolade oder anderen Schleckereien –, wenn wir ihn nicht von Anfang an an der kurzen Leine halten. Wir sind der Dealer und haben es in der Hand: Bekommt unser bester Kunde heute einen Apfel oder ein Stück Sahnetorte?

Auch wenn sich der Begriff der »Zuckersucht« noch nicht etabliert hat, haben Forscher etwa bei Nagern Verhaltensstörungen entdeckt, wenn sie den Tieren Zucker vorenthielten. In einem Versuch fütterten sie Ratten zu festgelegten Zeiten mit einer Zuckerlösung. Danach wurden die langschwänzigen Gesellen auf Normalkost ganz ohne Süßes gesetzt. Sie reagierten darauf mit regelrechten Entzugserscheinungen wie Antriebslosigkeit, Unruhe und Angst. Manche zitterten sogar vor Verlangen. Cold Turkey im Rattenkäfig – ganz schön fies.

Auch wenn es bei mir noch nicht ganz so weit ist, dass fehlende Süßigkeiten derartige Effekte auslösen, kann ich die armen Nager nur zu gut verstehen. Raffinierten Zucker, Sirup und Softdrinks könnten wir also ersatzlos von unserem Speiseplan streichen. Zwar hört man immer wieder, dass Honig als Naturprodukt bei der Wundheilung helfen und daher gegen Schnupfen und Erkältungen eingesetzt werden soll, doch eine solche »heilende Wirkung« ist wissenschaftlich keinesfalls belegt. Also auch davon besser Finger weg!

Eine andere Möglichkeit, Zucker einzusparen, bieten Weißmehlprodukte. Die waren schon im alten Ägypten Bestandteil der Nahrung, vor allem der privilegierten Oberschicht. Und obwohl die Gefäßverkalkung meist als neuzeitliches Phänomen beschrieben wird, hat man in den Blutgefäßen jahrtausendealter Mumien von Hohepriestern und Herrschern, ja sogar in den sterblichen Überresten einer Prinzessin, derartige Gefäßablagerungen gefunden.

Unterschiedliche Ansätze versuchen dieses Phänomen zu erklären. Rauchen als Ursache scheidet aus, denn das war seinerzeit noch nicht üblich, zudem war die Ernährung weitgehend fettarm, und die Menschen bewegten sich deutlich mehr als wir. Eine mögliche Ursache für die Verkalkung könnte der üppige Fleischverzehr sein, aber eben auch die in der Oberschicht überaus beliebten Weißmehlprodukte. Schließlich enthalten die im Gegensatz zu Vollkornprodukten kaum Ballaststoffe und bestehen fast ausschließlich aus Kohlenhydraten, also letztlich aus Zucker. Und wie wir heute wissen, steigert der eben nicht nur das Diabetes-Risiko, sondern ist auch eine der Hauptursachen für Gefäßablagerungen und damit letztlich für Herz-Kreislauf-Erkrankungen.

Doch Weißmehl wirkt sich nicht nur negativ auf unser Herz aus. Forscher haben festgestellt, dass Menschen, die gerne und häufig derartige Nahrungsmittel zu sich nehmen, häufiger als andere an Augenerkrankungen wie der Makuladegeneration leiden, bei der die Zellen der Netzhaut des Auges nach und nach ihren Dienst quittieren. Zudem leiden Menschen, die Zucker und Weißmehl von ihrem Speiseplan verbannen, signifikant seltener an Gallensteinen. Die Liste von Leiden, die durch Weißmehl begünstigt werden, könnte man noch lange weiterführen, das Fazit kann daher nur lauten: Möglichst wenig Weiß- und stattdessen mehr Vollkornmehl!

Doch es gibt Dinge, die einem die Laune auf Mehl generell verderben könnten. Schon mal was von den »bösen Lektinen« gehört? Das sind in Mehlen enthaltene Eiweiße, die unter anderem unser Blut dickflüssig machen. Was natürlich das Risiko eines Herzinfarkts oder Schlaganfalls erhöht. Ihr schlechtes Image haben die Lektine allerdings einer Studie zu verdanken, die mit so hohen Mengen dieses Eiweißes durchgeführt wurde, dass es bei ausgewogener Ernährung wahrscheinlich sehr schwierig wäre, solche

Werte zu erreichen. Womit wir beim Kernthema gesunder Ernährung wären. Sie soll vor allem eines sein: ausgewogen.

Auf Mehlprodukte auch mal zu verzichten ist also kein schlechter Ansatz, ansonsten sollte man aber einfach so oft wie möglich die weiße Form durch frisch gemahlenes Vollkornmehl austauschen. Frisch gemahlen deshalb, weil Vollkornmehl nicht nur schnell verdirbt, sondern die Nährstoffe gleich nach dem Mahlen beginnen, mit dem Sauerstoff in der Luft zu reagieren. Wodurch ein Großteil von ihnen verlorengeht. Idealerweise bezieht man seine Energie aber ohnehin nicht vorwiegend aus Mehlprodukten, sondern aus Obst und Gemüse. Denn dabei kann man nur gewinnen: Obst und Gemüse haben eine Vielzahl positiver Wirkungen auf unser Herz, unser Kreislaufsystem, ja auf unseren ganzen Körper.

Einer bestimmten Beerenart fühle ich mich besonders verbunden. Erstens, weil sie fast genauso heißt wie ich und zweitens, weil ich mich bemühe, das Gleiche zu bewirken wie sie. Denn Johannisbeeren schützen nachweislich Herz und Blutgefäße. Ebenso wie Heidelbeeren enthalten sie nämlich blaue Farbstoffe, sogenannte Anthozyanoside. Die werden in der Naturheilkunde schon lange gegen Augenprobleme verwendet, haben aber auch positive Effekte auf das Herz-Kreislauf-System. Sie wirken als natürliche Antioxidantien, die unsere Gefäße vor aggressiven freien Radikalen schützen. Zu diesen Anthozyanosiden zählt etwa der Farbstoff Myrtilin, der die Elastizität der Blutgefäße erhöht.

Zusätzlich sollten Wasser- oder Honigmelonen auf dem Speiseplan stehen, denn deren Inhaltsstoffe senken nachweislich das Risiko eines Blutgerinnsels. Wassermelonen sollen daneben sogar auch noch den Blutdruck senken. Außerdem schmecken sie super lecker, erfrischen und sehen toll aus, oder?

Den gleichen positiven Effekt auf die Blutplättchen[24] hat auch ein Pilz, bekannt als Mu-Err-Pilz oder Chinamorchel, den man in gut sortierten Supermärkten und Asia-Läden findet, wo er meist getrocknet verkauft wird. Nachdem man die Pilze in Wasser eingeweicht hat, kann man sie für Frühlingsrollen, Suppen oder eine Gemüsepfanne verwenden, denn sie nehmen den Geschmack anderer Zutaten sehr gut an. Auch wenn der Begriff Morchel nicht sonderlich appetitlich klingt, ist dieser Pilz ein fester und schmackhafter Bestandteil der asiatischen Küche und darf keinesfalls mit der Stinkmorchel verwechselt werden, die man als Kind im Wald plattgetreten hat.

Oft enthält vegetarische Kost zudem sogenannte sekundäre Pflanzenstoffe, die man in der Naturheilkunde auch Phytamine nennt. So finden sich etwa in Granatäpfeln blutdrucksenkende Polyphenole, in Knoblauch thrombosehemmende Sulfide, in Hülsenfrüchten Saponine, die Entzündungen bekämpfen und in fast allen Pflanzen Phytosterine, die den Cholesterinspiegel senken. Hört sich alles wahnsinnig kompliziert an, aber du musst dir nur merken: Heute gibt es Kichererbsen-Granatapfel-Salat zum Abendessen. Oder Bohneneintopf mit Knoblauch.

Im Gegensatz zu einem weitverbreiteten Vorurteil, brauchen wir, um unseren Körper ausreichend mit Vitaminen und Nährstoffen zu versorgen, keinen besonderen Aufwand zu betreiben, sondern müssen einfach nur das tun, was uns ohnehin Spaß macht: Luke auf, Essen rein, ordentlich kauen, runterschlucken, fertig. Drei Portionen Gemüse

....

24 Blutplättchen, die man auch Thrombozyten nennt, sind Blutzellen, die die Blutgerinnung beeinflussen. Sie verschließen beispielsweise Wunden.

oder Obst pro Tag sind ein guter Richtwert, wobei eine Kombination unterschiedlicher Gemüse- oder Obstsorten mit verschiedenen Farben ideal ist. Denn für die Farben sind unterschiedliche sekundäre Pflanzenstoffe verantwortlich.

Um sie in all ihrer Vielfalt zu nutzen, sollten wir uns deshalb möglichst farbenfroh ernähren. Am besten ist frisches Gemüse, vorzugsweise aus der Region, denn bei längeren Transport- und Lagerphasen gehen unter dem Einfluss von Licht und UV-Strahlung wertvolle Inhaltsstoffe verloren, was bedeutet, dass auf unserem Teller nur noch ein Bruchteil der sekundären Pflanzenstoffe ankommt.

Aber jeden Tag frisch einzukaufen ist natürlich ziemlich aufwendig. Wer dazu weder Lust noch Zeit hat, sollte getrost auf Tiefkühlgemüse zurückgreifen. Hamburger Wissenschaftler haben herausgefunden, dass sich Vitamine und andere wertvolle Stoffe in tiefgefrorenem Gemüse über Monate besser halten als in frischem, selbst wenn das im Kühlschrank liegt. Verglichen wurde der Vitamin-C-Gehalt grüner Bohnen, die ein Jahr lang bei minus 18° Celsius gelagert wurden mit dem von Bohnen aus dem Kühlschrank. Während der Ausgangswert bei der Tiefkühlung innerhalb dieses Jahres um 20 Prozent fiel, sackte er im Kühlschrank schon nach wenigen Tagen um mehr als 60 Prozent ab.

Für diejenigen, die es aber lieber »ungefrostet« mögen und dennoch ihr Herz-Kreislauf-System unterstützen wollen, eignen sich zum Beispiel frische Karotten, da sie einen erfreulichen Einfluss auf den Blutcholesterinspiegel haben. Laut anerkannten Ernährungsratgebern reichen schon 200 Gramm am Tag aus, damit sie optimal ihre Wirkung entfalten können. Walnüsse, Hafer und Gerste verbessern unseren Cholesterinhaushalt ebenfalls maßgeblich.

Ingwer und Knoblauch wird dagegen eine blutverdünnende Wirkung zugeschrieben, was den Blutfluss durch die Gefäße und damit die Versorgung der Organe und Gewebe natürlich erleichtert. Mit einem Teelöffel geriebener Ingwerwurzel in einem Wasserglas kann man sich einfach und schnell einen gesundheitsfördernden Drink herstellen. Knoblauchwasser aus zwei bis drei Teelöffeln geriebenem Knoblauch wirkt nicht nur blutverdünnend, sondern auch positiv auf den Cholesterinspiegel – eher negativ dagegen auf unsere sozialen Kontakte. Daher rate ich zu Knoblauch-Tabletten, die kaum Mundgeruch verursachen.

Und dann gibt es noch einen echten Allrounder: die Zwiebel. Schon seit dem Altertum macht man sie sich als Heilmittel zunutze. Denn sie schmeckt nicht nur gut, sondern verdünnt auch das Blut und reduziert dadurch das Risiko von Blutgerinnseln. Daneben verbessert sie den Cholesterinstoffwechsel und soll sogar einen positiven Einfluss auf den Blutzuckerspiegel haben.

Wem das alles zu sehr nach Rohkostdiät klingt, den kann ich beruhigen. Rohes Gemüse kann unseren Körper zwar nachhaltig schützen, gegartes aber auch. Zum Teil werden Stoffe aus gegartem Gemüse sogar besser aufgenommen als aus rohem. Bei Tomaten wird zum Beispiel das Antioxidans Lycopin gekocht und mit etwas Öl vom Körper leichter verarbeitet als im Naturzustand, das Gleiche gilt für Vitaminvorstufen aus Karotten. Am besten verspeist man rohes und gekochtes Gemüse im Verhältnis 50:50. Eine herzensgute Ernährung muss also keineswegs eintönig, sondern kann ganz schön abwechslungsreich sein.

Im Grunde geht es bei alldem weniger darum, auf irgendetwas zu verzichten, als es durch etwas Besseres zu ersetzen. Statt gehärtete Fette kann man Raps- und Olivenöle und statt eines Sahnedressings für den Salat eine Essig-Öl-Kombination mit Gewürzen verwenden. Auch auf Kartoffeln, deren Ruf durch Pommes frites und Chips ja ziemlich angeschlagen ist, müssen wir nicht verzichten. Essen wir beispielsweise Pellkartoffeln anstelle von Pommes, senken wir das Risiko einer Herz- oder Gefäßerkrankung erheblich. 200 Gramm Pellkartoffeln enthalten knapp 0,2 Gramm Fett, 200 Gramm Pommes dagegen 24 Gramm, die man seinem Körper ohne großen Mehraufwand ersparen kann. Und wenn Fett auch ein sehr wirksamer Geschmacksträger ist, brauchen wir davon für eine leckere Mahlzeit keine großen Mengen, sofern wir es etwa mit aromatischen Gewürzen kombinieren. Am besten mit ganz frischen.

Als ich nach dem Abitur von zu Hause auszog und das erste Mal für mich selbst kochte, hielt ich mich für einen großen Koch und sah mich in meinem Übermut schon Festmahle zubereiten. Mittlerweile bin ich sicher, dass ich nie so weit davon entfernt war, ein guter Koch zu sein, wie damals. Denn welcher Profi würzt seine Kreationen schon nur mit Salz und Pfeffer? Ich habe immer gerne gekocht, doch mein Gewürze-Horizont war seinerzeit eher beschränkt. Und bis heute staune ich, was die Gewürzabteilung meines Supermarktes so alles hergibt und wie wenig ich mich damit auskenne. Doch mit meinen mangelhaften Kenntnissen bin ich offensichtlich nicht allein, denn die mit Abstand beliebtesten Gewürze in Deutschland sind nach wie vor Salz und Pfeffer.

Laut einer Studie des britischen Instituts Euromonitor nimmt der Durchschnittsdeutsche pro Tag etwa acht Gramm Salz zu sich. Dabei macht es für unser Herz, wie wir gesehen haben, durchaus Sinn, die Zufuhr von Salz zu drosseln, denn zu viel davon erhöht das Risiko für Herzinfarkte und Schlaganfälle deutlich. Der Berufsverband Deutscher Neurologen warnt sogar, dass das Schlaganfallrisiko um ein Viertel steigt, wenn man anstelle von fünf Gramm die doppelte Menge Salz zu sich nimmt. Das bedeutet aber keinesfalls, dass wir komplett auf Salz verzichten sollten, denn unser Körper braucht es dringend für den Wasserhaushalt. Experten empfehlen, mit der täglichen Nahrung drei bis sechs Gramm Salz (das ist etwa ein Teelöffel voll) zu sich zu nehmen. Auch hier behält man am besten die Kontrolle, wenn man selbst kocht und auf Fertigprodukte verzichtet.

Herzgesunde Ernährung ist ein praktisch unerschöpfliches Thema, so groß und vielfältig, dass ich hier lediglich ein paar Anhaltspunkte geben konnte. Deshalb ist mein Ratschlag für diejenigen, die sich eingehender mit der Materie auseinandersetzen möchten, sich mit einem Ernährungswissenschaftler zu beraten. Vor allem bei bestehenden Vorerkrankungen kann ein solches Gespräch Wunder wirken. Stellt dein Arzt in deinem Blut beispielsweise eine erhöhte Konzentration von Triglyzeriden, einer speziellen Art von Fetten, fest, solltest du wissen, dass das fast immer auf zu hohes Körpergewicht hinweist. Das bedeutet schlicht, du musst abnehmen!

Paradoxerweise steigt der Triglyzeridwert weniger bei fettreicher als vielmehr bei einer Ernährung, die zu viele Kohlenhydrate enthält. Deshalb ist in einem solchen Fall »gesundes Fett«, also solches mit vielen ungesättigten Fettsäuren, hilfreich. Reduziert man so sein Gewicht bis zu einem BMI von etwa 18,5 bis 25[25], sinkt die Konzentration an Triglyzeriden in der Regel auch wieder auf einen nor-

....

25 Der Body-Mass-Index oder Körpermasseindex ist eine Maßzahl, die sich aus der Körpermasse geteilt durch die Körpergröße zum Quadrat ergibt. Bei Werten unter 18,5 spricht man von Untergewicht, bei Werten zwischen 25 und 30 von Übergewicht und ab 30 von Adipositas.

malen oder allenfalls leicht erhöhten Wert und damit auch das Risiko für Herz- oder Gefäßerkrankungen. Dabei ist es zudem ratsam, Alkohol möglichst ganz wegzulassen, denn auch der steigert die Triglyzeridwerte.

Die meisten Ratschläge für eine gesündere Ernährung laufen, zumindest zeitweise, leider auf eine Diät hinaus. Dabei sollte es sich aber keineswegs um eine Crashdiät von wenigen Tagen oder allenfalls Wochen handeln, denn die sind meistens wenig wirksam und obendrein auch noch alles andere als gesund. Was auf Dauer wirklich hilft, ist dagegen eine eher allmähliche und vor allem überlegte Veränderung der persönlichen Ess- und Trinkgewohnheiten.

Herzhafte Ernährung tut unserem Herzen, auch wenn man bei dieser Bezeichnung anderes vermuten würde, nicht sonderlich gut. Sie »haftet« sozusagen am Herzen, genauer gesagt an den Wänden der Kranzgefäße und schadet uns damit massiv. Als ich begann, die leichtere mediterrane Küche der üppigen Hausmannskost vorzuziehen, fühlte sich das gar nicht schlimm an und hat mich kaum Überwindung gekostet. Im Gegenteil. Mich auf diese Weise zu ernähren ist für mich nach wie vor überaus spannend. Hat man erst einmal versteckte Zucker-, Salz- und Fettbomben als solche erkannt, ist es mit Hilfe eines guten Ernährungsratgebers gar nicht schwer, sie durch gesündere und dabei durchaus schmackhafte Nahrungsmittel zu ersetzen. Darauf einen Melonenshake!

SOLLTE DER OSTERHASE VEGAN LEBEN?

Wir kennen es alle aus der Werbung, vor allem, wenn darin glückliche schöne Menschen Margarine essen: Cholesterin. Genauer gesagt wird damit geworben, dass eine bestimmte Margarine besonders wenig Cholesterin enthält, das ja angeblich schädlich für unser Herz-Kreislauf-System ist.

Ich habe Menschen aus meinem Bekanntenkreis gefragt, welche Lebensmittel sie aus Angst vor Cholesterin meiden. Wenig überraschend wurden Butter und Eier am häufigsten genannt. Aber ist es wirklich so, dass mir die Eiergelage jedes Jahr zu Ostern nachhaltig geschadet haben? Sollte der Osterhase seinen Lifestyle überdenken und stattdessen mal ein paar Karotten verteilen? Cholesterin scheint ja ein Stoff zu sein, den Menschen, die gesund leben wollen, komplett von ihrem Speiseplan verbannen müssen.

Cholesterin an sich ist aber in unserem Körper ein überlebenswichtiger Stoff. Zum Beispiel ist es Bestandteil der Plasmamembran sämtlicher Körperzellen. Enthält eine solche Membran zu wenig Cholesterin, verliert sie ihre Stabilität. Außerdem hilft Cholesterin zusammen mit bestimmten Eiweißen, Signalstoffe in die Zelle hinein und heraus zu befördern. Eine weitere wichtige Rolle spielt es bei der Verdauung, denn es dient als Vorstufe für Gallensäuren, die in der Leber gebildet werden. Die werden dann in der Gallenblase zwischengelagert und nach einer opulenten Mahlzeit zur Unterstützung der Fettverdauung in den Dünndarm abgegeben.

Sind zu wenige Gallensäuren vorhanden, wird Fett im Darm nicht aufgenommen und unverarbeitet ausgeschieden. Die Folge ist ein sogenannter Fettstuhl, oft gepaart mit Bauchschmerzen und Blähungen. Man sieht: Unser Leben wäre ohne Cholesterin ziemlich langweilig – und dazu auch noch unsexy, denn sogar zur Produktion der Geschlechtshormone benötigt unser Körper Cholesterin. Ganz so schädlich scheint das angebliche Teufelszeug also nicht zu sein.

Paracelsus soll einmal gesagt haben: »Alle Dinge sind Gift, und nichts ist ohne Gift; allein die Dosis macht's, dass ein Ding kein Gift sei.« Womit er unbedingt recht hatte. Diese Regel trifft auch auf das Cholesterin zu. Nur warum ist ein Stoff, der in unserem Organismus so viele nützliche Dinge bewirkt, so unbeliebt und vermeintlich gefährlich? Die wichtigsten Erkrankungen, die mit Cholesterin in Verbindung stehen, sind Gallensteinleiden, die familiäre Hypercholesterinämie und als Folge Herzinfarkt, Schlaganfall und andere Gefäßerkrankungen. Bei der familiären Hypercholesterinämie erbt man von seinen Eltern eine Störung des Cholesterinstoffwechsels, die dazu führt, dass die Konzentration im Blut stark über den Normalwert ansteigt. Bei vielen Menschen treten diese Symptome aber erst infolge eines Lebensstils mit Übergewicht, wenig Bewegung und ungesunder Ernährung auf.

Unsere Leber kann knapp 90 Prozent des benötigten Cholesterins selbst herstellen, den Rest müssen wir mit der Nahrung zu uns nehmen. Ohne Cholesterin können wir also nicht leben. Das heißt nun aber nicht, dass dabei viel viel hilft. Denn ein auf Dauer erhöhter Blutcholesterinwert ist nachgewiesenermaßen einer der entscheidenden

Risikofaktoren für Herz- und Kreislaufleiden, die man auch als kardiovaskuläre Erkrankungen bezeichnet. Die wichtigsten Beispiele sind der Herzinfarkt, der Schlaganfall oder die periphere arterielle Verschlusskrankheit (pAVK).

Aber was genau hat das Cholesterin damit zu tun? Um das zu klären, fangen wir am besten mit dessen Aufbau an. Jedes Mal, wenn mir in meiner kleinen Wohnung die Decke auf den Kopf fällt, muss ich an Cholesterin denken. Warum? Nun, weil ich viel lieber in einer größeren Wohnung leben würde. Zwei Zimmer, Küche und Bad, mit Blick auf das Marburger Schloss und die Lahnberge, so sieht meine Traumbehausung aus. Ein Traum, der wahrscheinlich einer bleiben wird, denn bei den exorbitant hohen Wohnungspreisen in Marburg müsste ich nicht nur all meinen Besitz veräußern, sondern wahrscheinlich noch einen Pakt mit Satan persönlich schließen.

Nun aber wieder zum Cholesterin. Das ist nämlich im Grunde genau wie meine Wunschwohnung aufgebaut. Es besteht aus Kohlenstoffringen und -ketten, ein paar Wasserstoffatomen und einem Sauerstoffatom. Und deren räumliche Zusammensetzung entspricht ziemlich genau meiner Wunschbude: drei große Sechser-Kohlenstoffringe wie zwei Zimmer mit Küche, ein kleinerer Fünfer-Kohlenstoffring wie das Bad und dazu der Blick auf zwei Berge, die Lahnberge und der Schlossberg. Eine super Eselsbrücke, denn Cholesterin ist nicht nur für unseren Körper, sondern auch für Prüfer in der Biochemie ein wichtiges Thema. Und dazu natürlich für alle, die sich für das Herz und seine Erkrankungen interessieren.

Cholesterin wird also zum größten Teil in der Leber produziert, den Rest müssen wir unserem Körper mit der Nahrung zuführen. Und wenn er es in ausreichender Menge besitzt, kann er sich nur schwer wieder davon trennen. Da

Cholesterin sieht aus wie meine Traumbude

verhält er sich fast wie ein Messie, der so viel Krempel ansammelt, dass er inmitten seines Mülls kaum noch leben kann. Zur Entschuldigung unseres Organismus muss man aber sagen, dass er eigentlich nur recyceln möchte. Ein Großteil des Cholesterins, das über die Galle zur Unterstützung der Fettverdauung in den Darm abgegeben wird, wird nämlich kurz vor »Darmschluss« wieder aufgenommen und schwimmt dann erneut in unserer Blutbahn herum. Doch das kann es nicht ohne Hilfe. Es wird dabei, wie ein Kind auf dem Schulweg, an die Hand genommen.

Bestimmte Fett-Eiweiß-Verbindungen, nämlich das sogenannte Lipoprotein höherer Dichte (HDL = high density lipoproteine) und dasjenige geringerer Diche (LDL = low density lipoproteine), helfen dem Cholesterin bei seinem Weg durch unsere Blutbahn. LDL begleitet das Cholesterin von der Leber zu den Organen, wohingegen das HDL es bei seinem Rückweg zur Leber unterstützt.

Volkstümlich wird das HDL-Cholesterin auch als das »gute« und die LDL-Variante als das »böse« Cholesterin bezeichnet. Das hängt damit zusammen, dass die Leber Cholesterin nicht nur bildet, sondern auch wieder abbaut. Und weil HDL es seinem Abbau zuführt, gilt es eben als das bessere Transportvehikel, kurz gesagt, das »gute«.

Bei einer Erkrankung wie der familiären Hypercholesterinämie ist die Zahl der Rezeptoren erniedrigt, an denen das abzubauende Cholesterin in der Leber andockt, wodurch es wieder in den Blutkreislauf zurückgelangt. Das hat logischerweise die Erhöhung des bösen Cholesterins zur Folge. Kommen nun Risikofaktoren wie Rauchen, Bluthochdruck oder Zuckerkrankheit hinzu, steigt das Risiko, dass sich das überschüssige Cholesterin in die vorgeschädigte Gefäßwand einlagert. Mit der Folge, dass sich arteriosklerotische Plaques bilden, die das Gefäß »verkalken«.

Wie hoch der Wert des bösen Cholesterins sein darf, ist bei jedem Menschen unterschiedlich und muss im Einzelfall von einem Arzt beurteilt werden. Der stellt das Herzkreislauf-Gesamtrisiko fest und je höher das ist, desto geringer sollte der LDL-Wert sein. In konkreten Zahlen: Bei keinem oder nur einem einzigen Risikofaktor sollte der LDL-Wert höchstens 160 Milligramm pro Deziliter Blut (alternativ 4,1 Millimol pro Liter) betragen. Dann ist das Risiko für Leib und Leben gering. Sind zwei oder mehr Risikofaktoren vorhanden, sollte die Menge an bösem Cholesterin 130 Milligramm pro Deziliter (3,4 Millimol pro Liter) nicht überschreiten. Trotzdem sollten Herz und Gefäße sich vorsorglich schon einmal »warm anziehen«, denn die Wahrscheinlichkeit, dass sie krank werden, steigt. Ein hohes Risiko, daran zu erkranken, haben Menschen, die schon einmal einen Herzinfarkt hatten oder Diabetiker sind. Bei ihnen ist der angepeilte Wert mit 100 Milligramm pro Deziliter (2,5 Millimol pro Liter) auch sehr niedrig.

Raucht man Kette, hat einen Blutdruck wie ein Dampfkochtopf und eine Familienvorgeschichte mit vielen Herzprobleme, liegt eine Gefäßerkrankung oder eine Fettstoffwechselstörung vor oder hatte man vielleicht sogar schon einen Infarkt, zählt man zur höchsten Risikogruppe. Dann sollte die Menge des bösen Cholesterins so gering wie möglich, bei etwa 70 Milligramm pro Deziliter (1,8 Millimol pro Liter), gehalten werden. In solchen Fällen hat die Margarinewerbung dann doch recht, und das Essen sollte so cholesterinarm sein wie möglich, sollte wenig Fett und stattdessen mehr Ballaststoffe enthalten. Zusätzlich kann man dem Gefäßverfall mit regelmäßigem Sport zu Leibe rücken.

Doch leider lassen sich die Werte nicht bei jedem Erkrankten auf diese Art anpassen. Letzte Auswege sind eine Cholesterin-Dialyse-Therapie, bei der das Blut maschinell vom überschüssigen Cholesterin befreit wird oder eine medikamentöse Therapie, beispielsweise mit sogenannten Cholesterin-Synthese-Enzymen, oder kurz CSE-Hemmern, die auch unter dem Begriff Statine bekannt sind und in der Leber dafür sorgen, dass weniger Cholesterin gebildet wird.

Doch was ist nun mit den Eiern? Müssen wir darauf verzichten? Nein, das müssen wir nicht. In einer Stellungnahme zu diesem Thema hat die deutsche Herzstiftung Entwarnung gegeben. Demnach müssen Eier keinesfalls aus dem Kühlschrank verbannt werden, vielmehr kommt es auf das Gesamtkonzept der Ernährung an. Die Empfehlung ist – Überraschung! –, sich eher an der mediterranen Küche zu orientieren, also viel Gemüse, Salat, Obst und Vollkornprodukte zu essen. Konkreter hat sich die amerikanische Herzgesellschaft geäußert und zwei Eier pro Woche als unbedenklich eingestuft. Entscheidend ist jedoch immer, ob der Körper Cholesterin mehr oder weniger stark abbaut, und das hängt von der genetischen Veranlagung ab. Menschen, die bereits an einer Herz- oder Gefäßerkrankung leiden, sollten also vorsichtshalber weniger Eier essen als Gesunde.

Der Osterhase bringt ja mittlerweile ohnehin fast nur noch Schokoladeneier. Und die suche und vernichte ich nach wie vor mit fast kleinkindlicher Freude. Dabei muss ich mir zwar keine Sorgen wegen meines Cholesterinwerts machen, wirklich gesund ist aber auch das nicht. Aber, hey, Ostern ist nur einmal im Jahr!

VON NATUR AUS SÜSS

Ich bin in einer Wohnsiedlung am Waldrand aufgewachsen. Dort bestand mein Alltag daraus, mit Freunden im Wald Hütten zu bauen und mit den Fahrrädern die Nachbarschaft unsicher zu machen. Unser gesamtes Taschengeld investierten wir in Süßigkeiten und Cola vom Kiosk am Waldrand und bestückten damit unser Geheimversteck. Doch lange hat unser Vorrat nie gehalten, meist hatten wir schon am Abend alles aufgefuttert und waren dann natürlich zucker- und koffeinübersättigt.

Sich heimlich nur von Süßigkeiten und Zuckerwasser zu ernähren war zu dieser Zeit kein Problem. Zumindest für mich nicht. Eher für meine Mutter, die sich wunderte, warum ich abends so schwer einschlief. Eines Tages stieß ich mit meinen Freunden bei einer Erkundungstour im Wald auf ein interessantes Fundstück, das ein bisschen aussah wie eine Spritze. Wir trauten uns nicht, das geheimnisvolle Objekt anzufassen, denn in der Schule hatte man uns eingebläut: Liegen lassen und einen Erwachsenen holen! Also fuhren wir mit unseren Rädern zum Wohnhaus eines Freundes und berichteten seinen Eltern von unserer rätselhaften Entdeckung.

Die nächsten zwei Wochen lang war der »Spritzenfund« eines der Hauptgesprächsthemen in unserer Wohnsiedlung. Junkies jetzt auch in unserer heilen Welt! Ein echtes Kleinstadtdrama. Umso erstaunter war ich, als ich erfuhr, dass es sich gar nicht um eine »Drogenspritze« handelte. Vielmehr hatte ein zuckerkrankes Mädchen aus der Nachbarschaft sie verloren. In der Spritze, die sie sonst immer bei sich trug, befand sich das Insulin, das sie sich regelmäßig spritzen musste. Durch diesen Vorfall kam ich das erste Mal mit der Zuckerkrankheit in Kontakt.

Bis dahin konnte ich mir gar nicht vorstellen, dass Zucker noch etwas anderes machen kann als schlechte Zähne und dick. Weil ich das wusste – und wegen der ständigen Nerverei meiner Mutter –, putzte ich mir regelmäßig die Zähne. Und dick war ich auch nicht, denn wir waren ja den ganzen Tag mit den Fahrrädern unterwegs. Meine Mutter war es dann auch, die mir erklärte, dass zu viel Zucker noch ganz andere Auswirkungen auf den Körper haben kann.

Der Begriff Zuckerkrankheit umfasst eine Reihe von Stoffwechselerkrankungen, die gemeinsam haben, dass Zucker im Urin nachweisbar ist. Oft fällt die Krankheit dadurch auf, dass Betroffene übermäßig viel trinken. Die bekannteste Form ist der Diabetes mellitus, übersetzt »honigsüßer Durchfluss«. Diese Krankheit wurde schon auf ägyptischem Papyrus beschrieben, der Name entstand jedoch erst später zu einer Zeit, als man anfing, den Urin nach Farbe, Geruch und Konsistenz zu untersuchen. Wie man zu dieser Zeit, ganz ohne Labor und Teststreifen, Zucker im Urin nachweisen konnte? Die Antwort ist ebenso simpel wie eklig. Deshalb möchte ich der Pharmaindustrie an dieser Stelle für die Entwicklung von Zuckerteststreifen aufrichtig »Danke!« sagen. Das Wohl der Patienten geht mir über alles, aber ein Tässchen Patientenurin zu verkosten, steht auf meiner To-do-Liste wirklich nicht ganz oben ... Kurz gesagt: »Mellitus« heißt der Diabetes, weil der Urin süßlich schmeckt.

Um zu verstehen, was genau bei der Zuckerverdauung passiert und welche Folgen ein erhöhter Blutzuckerspiegel für unser Herz-Kreislauf-System hat, stellen wir uns mal vor, wir wären ein Vollkornbrot. Ein Vollkornbrot auf einem Esszimmertisch, das gerade gegessen werden soll. Wir bestehen aus etwas Protein, sehr wenig Fett, ein paar Ballaststoffen, aber vor allem aus Wasser und Kohlenhydraten, also mehr oder minder langen Zuckerketten. Kaum sind wir im Mund, werden wir erst mal zerkaut und mit Speichel getränkt. Schon darin befinden sich Enzyme, die die Ketten in ihre Einzelbausteine, vor allem Zweifachzucker, zerlegen. Deshalb schmeckt lange gekautes Brot süß.

Glitschig vom Speichel und ordentlich zermalmt, rutschen wir nun weiter über den Rachen in die Speiseröhre, den Magen und schließlich in den Zwölffingerdarm, den ersten Abschnitt des Dünndarms. Bevor die Zweifachzucker hier über die Darmwand aufgenommen werden, werden sie noch in ihre beiden Untereinheiten gespalten. Wenn man von Blutzuckerwerten spricht, ist genau genommen nur der Gehalt an Glukose gemeint. Die dient unserem Körper als wichtigster, weil besonders schneller Energielieferant. Demnach müssten wir mit einer großen Menge davon in unserer Blutbahn vor Power nur so strotzen. Doch auch hierbei gilt: Allzu viel ist ungesund. Denn ein Übermaß von Glukose im Blut schadet auf Dauer unseren Organen und Blutgefäßen ganz massiv.

Urin schmeckt dann süß, wenn der Glukosewert die sogenannte Nierenschwelle überschreitet. Im Normalfall befindet sich gar kein Zucker im Urin, weil er vorher in der Niere rückresorbiert wird. Das ist aber nur bis zu einem bestimmten Wert möglich, eben besagtem Schwellenwert, der bei etwa 180 Milligramm pro Deziliter Blut liegt. Dauerhaft erhöhte Blutglukosewerte steigern das Risiko einer

Gefäßwandentzündung und die Gefahr von Verschlüssen kleinster Arterien. Im Idealfall sollte die Blutglukose-konzentration vor dem Essen etwa im Bereich von 70 bis 100, nach dem Essen bei 90 bis 140 Milligramm pro Deziliter liegen.[26] Das entspricht ungefähr einem Teelöffel Zucker gelöst in etwa fünf bis sechs Litern Blut.

Wenn unser Zuckerstoffwechsel funktioniert, bewegt sich der Wert permanent in diesem engen Bereich, und das, obwohl wir mit einem Stück Sahnetorte jede Menge Zucker, nachts dagegen überhaupt keinen zu uns nehmen. Dafür bedient sich der Körper eines einfachen Tricks: Er legt Glukosespeicher an. Ist der Spiegel zu hoch, wird Glukose gespeichert, ist er zu niedrig, wird sie aus den Speichern wieder ins Blut abgegeben.

Dabei spielen zwei Hormone eine entscheidende Rolle: Insulin und Glukagon. Das sind die Inselbewohner unseres Körpers, denn beide werden in den Langerhans-Inseln, un-abhängigen Zellverbänden innerhalb der Bauchspeichel-drüse, produziert. Und sie arbeiten gegeneinander. Das Insulin, volkstümlich auch Inselhormon genannt, wird aus den Beta-Zellen der Langerhans-Inseln in das Blut abge-geben. Es sorgt dafür, dass unsere Zellen mehr Glukose verbrauchen, einlagern oder gar in Fett umwandeln. Klingt eigentlich sehr unsympathisch, denn wer möchte schon mehr Fett im und am Körper haben. Doch ohne das Insulin

....

26 Milligramm pro Deziliter, abgekürzt mg/dl, ist eine merkwürdige, etwas veraltete Einheit, die man nur noch in wenigen Ländern, wie zum Beispiel in den USA, in Frankreich und Japan, aber auch in Teilen Berlins und in Westdeutschland verwendet. In den meisten Ländern – auch im Osten Deutschlands – verwendet man die internationale Einheit Millimol pro Liter, abgekürzt Millimolar (mM). In diesem Einheitssystem liegen die Grenzwerte vor dem Essen bei 3,9 bis 5,5 mM und bei 5,0 bis 7,8 mM nach dem Essen.

würden unsere Blutzuckerwerte nach einer reichhaltigen Mahlzeit massiv in die Höhe schnellen, und das wäre für unsere Blutgefäße alles andere als gut. Insulin schützt uns davor, indem es dafür sorgt, dass Glukose in seiner Speicherform Glykogen in der Leber eingelagert wird und nicht mehr als Glukose im Blut rumschwimmt.

Insulin senkt also den Blutzuckerspiegel. Und kennt dabei keine Grenzen. Wenn man es ließe, würde es den Gehalt an Glukose im Blut so lange senken, bis wir massiv unterzuckert wären. Hier kommt nun das Glukagon ins Spiel. Denn bevor der Blutzuckerwert in kritische Bereiche absinkt, macht es dem Insulin einen Strich durch die Rechnung. Es wird, wie erwähnt, ebenfalls in den Langerhans-Inseln der Bauchspeicheldrüse produziert, allerdings in deren Alpha-Zellen. Es bewirkt, dass aus den Leberspeichern wieder Zucker ins Blut abgegeben oder im Notfall sogar komplett neu gebildet wird.

Denn wenn es sein muss, kann unser Körper ohne große Mühe aus den Endprodukten des Muskel- oder Eiweißstoffwechsels Zucker herstellen. Das funktioniert so gut, dass es sogar theoretisch möglich wäre, für eine gewisse Zeit ganz auf Zucker von außen zu verzichten. Der Körper eines Erwachsenen benötigt pro Tag etwa 200 Gramm Glukose. Davon werden ganze 75 Prozent, also 150 Gramm, von unserem Gehirn verbraucht und ein Großteil von dem, was dann noch übrig bleibt, von roten Blutkörperchen zur Energiegewinnung verwendet. Deshalb müsste der Blutzuckerwert nach ein paar Fastentagen auf einer einsamen Insel eigentlich absacken, bis man gefährlich unterzuckert ist.

Doch das passiert zum Glück nicht. Denn wenn der Blutzuckerwert unter eine kritische Grenze von etwa 60 Milligramm pro Deziliter fällt, werden Herz-, Gehirn- und

Muskelzellen, vor allem aber Zellen in Leber und Nierenrinde angeregt, die fehlende Glukose zu ergänzen. Pro Tag können dabei etwa 180 bis 200 Gramm Zucker entstehen. Deshalb fällt unser Blutspiegel im Normalfall nicht unter 3,5 mM bzw. 60 mg/dl.

Dieses geniale System ist fast zu schön, um wahr zu sein, doch leider auch ziemlich anfällig. Zwar ist unser Körper in der Lage, sich vor gefährlich hohen Blutglukosewerten durch Ausschüttung von mehr Insulin zu schützen, aber das ist mit einigen unschönen Nebeneffekten verbunden. So bewirkt eine gesteigerte Insulinproduktion etwa eine vermehrte Fett- und Wassereinlagerung, einen erhöhten Cholesterinspiegel und nicht zuletzt zu hohen Blutdruck. Zudem reagieren unsere Zellen bei regelmäßig erhöhter Ausschüttung von Insulin auf das Hormon immer weniger, sie werden gleichsam immun dagegen. Daher muss bei der nächsten Zuckermahlzeit, um dieselbe Wirkung zu erzielen, mehr Insulin ausgeschüttet werden, und eine Endlosspirale beginnt.

Kohlenhydrate sind für eine gesunde Ernährung unentbehrlich, aber das ist eben nur eine Seite der Medaille. Im Übermaß konsumiert, schaden sie eher, als dass sie nützen. Ganz klar, unser Gehirn und die Blutkörperchen können auf Glukose absolut nicht verzichten, aber gerade deswegen hat sich unser Körper ja im Lauf der Evolution so tolle Dinge wie die Glukosesynthese aus Resten des Proteinstoffwechsels ausgedacht. Es empfiehlt sich also, die Aufnahme von Kohlenhydraten zu drosseln und Schokokuchen, Softdrinks und andere Zuckerbomben, so schwer es auch fallen mag, öfter mal stehen zu lassen.

Weil viele Zeitgenossen diesen gutgemeinten Rat leider nicht beherzigen, leiden immer mehr Menschen unter den Folgen übermäßiger Kohlenhydratzufuhr. Mit der Folge, dass bei ihnen der Blutdruck steigt, die Cholesterinwerte schwindelnde Höhen erreichen und das Bauchfett – das seinen Ursprung übrigens nicht nur in regelmäßigen Biergartenbesuchen, sondern auch in übermäßigem Stress[27] haben kann – ihr äußeres Erscheinungsbild alles andere als vorteilhaft prägt.

Wer zu viele Kohlenhydrate konsumiert, bei dem werden die Körperzellen gegen Insulin immer resistenter, und er ist auf dem besten Weg in Richtung Diabetes Typ II, der erworbenen Zuckerkrankheit. Für diese Krankheitsform liest man immer wieder den eher irreführenden Begriff Altersdiabetes, der vorgaukelt, es seien ausschließlich ältere Menschen, die daran erkranken. Doch die Zahl der Jugendlichen, bei denen sich aufgrund von Fettleibigkeit und Bewegungsmangel ein Diabetes Typ II ausbildet, nimmt drastisch zu. Diese Form des Diabetes entwickelt sich regelrecht zu einer Volkskrankheit, fast 90 Prozent der sieben Millionen Zuckerkranken in Deutschland sind Typ-II-Diabetiker. Dazu kommen die schätzungsweise vier Millionen, bei denen die Krankheit zwar vorliegt, aber, da sie sich anfangs kaum bemerkbar macht, bislang noch nicht diagnostiziert wurde.

Fest steht, dass die Bauchspeicheldrüse bei Diabetikern nicht mehr in der Lage ist, die erforderliche Menge an Insulin zu produzieren, wodurch der Blutzuckerspiegel steigt. Aber warum ist das eigentlich ein Problem, wenn man doch einfach Tabletten nehmen oder Insulin spritzen kann? Die ernüchternde Antwort: Bei Patienten, die sich Insulin spritzen, sinkt zwar der Blutzuckerspiegel, dafür steigen jedoch Blutdruck, Cholesterinspiegel und Körperfettanteil. Und damit erhöht sich überall im Körper das Risiko erheb-

....
27 Siehe ab Seite 253, »Dornröschens Herz«.

licher Gefäßschäden. Damit rückt auch ein Herzinfarkt, ein Schlaganfall oder – ja, sogar das – eine Erektionsstörung in greifbare Nähe. Bei gar nicht wenigen Patienten werden schließlich komplette Körperteile so schlecht durchblutet, dass sie amputiert werden müssen.

Die erste Amputation, die ich im OP miterlebt habe, war die eines rechten Diabetiker-Unterschenkels. Eigentlich war es nicht mal mehr ein kompletter Unterschenkel, denn zwei Jahre zuvor waren drei Zehen, ein Jahr später sogar der halbe Fuß entfernt worden. Dieser Teufelskreis lässt sich nicht durch eine maximale Insulinzufuhr von außen, sondern auf Dauer nur durch eine kohlenhydratarme Diät durchbrechen. Die ist der beste Weg, das Risiko von Folgeschäden so gering wie möglich zu halten. Doch obwohl das den meisten Betroffenen vollkommen klar ist, fällt es vielen schwer, sich konsequent an die Diätpläne zu halten.

Um die Disziplin zu steigern, sind regelmäßige ärztliche Untersuchungen wichtig. Diabetiker können mit dem Arzt Ernährungspläne entwickeln, gemeinsam mit ihm nach versteckten Kohlenhydratbomben im Alltag suchen, aber vor allem wird der Arzt bei diesen Terminen die Zuckersünden der vergangenen Wochen entdecken. Der Mann im weißen Kittel weiß alles! Man kann nämlich den Blutwerten recht gut ansehen, ob »gesündigt« wurde oder nicht.

Bei einer solchen Untersuchung lässt sich nicht nur der momentane Blutzuckerwertspiegel ermitteln, sondern auch der sogenannte HbA_{1c}-Wert. Das HbA_{1c} ist eine spezielle Form des Hämoglobins, die die Glukose an sich bindet. Ist der Blutzuckerspiegel erhöht, findet man daher auch mehr HbA_{1c} im Blut. Vergleicht man nun das Verhältnis von HbA_{1c} zum übrigen Hämoglobin, kann man auf die Blutzuckerkonzentration der letzten vier bis zwölf Wochen zurückschließen. Womit etwaige Sünden offenkundig werden.

Sich heimlich nachts zum Imbiss schleichen bringt also gar nichts.

Bei etlichen Patienten führt das dann endlich zum Umdenken. Und haben sich in der Folge erst mal die ersten Diäterfolge eingestellt, steigt bei vielen Kranken trotz der erforderlichen Einschränkungen bei der Ernährung die Lebensqualität so sehr, dass sie von da an gerne selbständig an der Umstellung festhalten.

Unser Körper ist wie eine Tasse Kaffee. Ein bisschen Zucker ist in Ordnung, aber zu viel verdirbt alles. Und wenn dann noch andere Risikofaktoren dazukommen, setzen wir unseren Körper, vor allem aber das Herz, großen Gefahren aus. Kommt zu einem gestörten Zuckerstoffwechsel noch Bluthochdruck, ein Missverhältnis von Lipoproteinen sowie die sogenannte »stammbetonte Adipositas« – ja, genau, der Bierbauch – hinzu, dann spricht man vom »tödlichen Quartett«. Quasi die Jacob Sisters der Risikofaktoren. Das metabolische Syndrom – unter diesem Begriff werden die vier Risikofaktoren gebündelt – stellt zusammen mit dem Rauchen die entscheidenden Risikofaktoren für arterielle Blutgefäßerkrankungen dar.

In den Industriestaaten kommt dieses Syndrom weitaus häufiger vor als in strukturschwachen Regionen. Woran das liegt? Na klar, an unserer Lebensweise, vor allem unserer Ernährung. Besonders betroffen sind Couchpotatoes, wobei dieser Begriff in zweierlei Hinsicht, Couch und Potatoes, zutrifft. Denn (kohlenhydratreiche) Überernährung, verbunden mit eklatantem Bewegungsmangel ist bei uns neben dem Rauchen eindeutig die Krankheitsursache Nummer eins.

Andauernde Überernährung führt zur Fettleibigkeit, und die zieht eine Insulinresistenz unserer Zellen nach sich. Besonders gefährlich ist hier das Fett im Bauchraum, das aus Fettzellen zwischen den Organen besteht. Baut es sich ab, entstehen unter anderem freie Fettsäuren, die in die Blutbahn abgegeben werden und dafür sorgen, dass die Zellen von Muskeln und Leber auf Insulin kaum noch ansprechen. Folge: Der Blutzuckerspiegel steigt massiv an. Und damit auch das ganze Sammelsurium negativer Folgen.

HERZRASEN KANN MAN NICHT MÄHEN

ALLES ÜBER DAS REIZLEITUNGS-SYSTEM, HERZ-RHYTHMUS-STÖRUNGEN, REANIMATION UND HERZTRANSPLANTATION

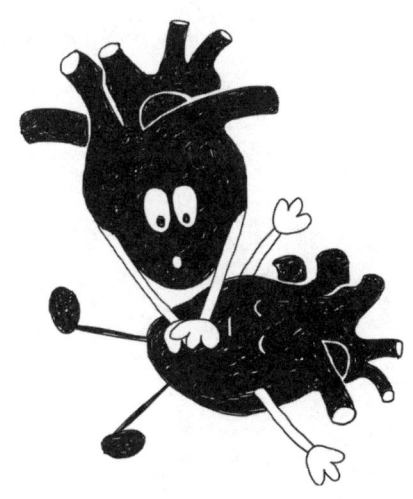

PRESSLUFTHAMMER
IN DER BRUST

Eine weitverbreitete krankhafte Einschränkung der Herztätigkeit ist die Rhythmusstörung. Denn ein gesundes Herz schlägt unermüdlich in gleichmäßigem Takt, unabhängig davon, ob wir wach sind oder schlafen, ob wir uns anstrengen oder relaxen. Unser Herz schläft nie. Wer sich die Zeit nimmt und seinem Herzen aufmerksam bei der Arbeit zuhört, kann sogar spüren, wie der Herzschlag sich verlangsamt, wenn er sich etwa nach dem Treppensteigen hinsetzt und sich Ruhe gönnt.

Das, was bei körperlicher Belastung in unserer Brust passiert, nennt der Mediziner Tachykardie. Das heißt nichts anderes als »schneller Herzschlag«, wobei »schnell« mehr als 100 Schläge pro Minute bedeutet. Das Gegenstück ist die Bradykardie mit einer Herzfrequenz von unter 60 Schlägen in der Minute. Das ist ein Wert, den man, ohne krank zu sein, durchaus unterbieten kann. Beispielsweise frühmorgens nach dem Aufstehen. Sogar mitten am Tag kann die Herzfrequenz – man spricht auch von Ruhepuls – unter 50 Schläge in der Minute liegen. Das ist vor allem bei Leistungssportlern der Fall, deren gut trainiertes Herz in Ruhe weitaus weniger häufig schlagen muss, um ihren Körper ausreichend mit Blut und Sauerstoff zu versorgen als eine normal beanspruchte oder gar krankheitsgeschwächte Pumpe.

Aber nicht nur Trainingszustand und körperliche Betätigung beeinflussen die Herzfrequenz, sondern auch unsere Gemütslage, wie ich letztens auf dem Weg zu einem wichtigen Termin an einer Baustellenampel an mir selbst beobachten konnte. Ich hatte in dieser Zwangspause Zeit, meinem eigenen Herzen dabei zuzuhören, wie es anfangs ruhig vor sich hin schlug und dann immer schneller wurde, als ich durch eine Rotphase nach der anderen kaum vorankam und meine Zeit immer knapper wurde. Bis es schließlich hämmerte, als hätte ich einen Presslufthammer in der Brust.

Doch was ist, wenn ein solches Herzrasen ohne erkennbaren Auslöser auftritt, wenn wir uns also weder körperlich anstrengen noch den geringsten Stress haben? Einfach so, zehn Minuten lang, während wir still auf dem Sofa sitzen? Dann gibt es meist eine krankhafte Ursache, die von einem Arzt untersucht werden sollte. Denn eine solche spontan auftretende Rhythmusstörung ist nicht selten ein Hinweis auf ein ernstzunehmendes Herzproblem, das aber meist erst bei einer eingehenden Untersuchung näher bestimmt werden kann. Wobei das für den Arzt alles andere als einfach ist, denn da solche kurzzeitigen Rhythmusstörungen selten in der Arztpraxis oder gar im Untersuchungszimmer auftreten, fällt es schwer, sie zu beurteilen.

Trotzdem ist es wichtig, sich nicht entmutigen zu lassen oder sich gar zu schämen, sondern seine Beschwerden so gut wie möglich zu beschreiben. Wie oft hat man so ein Herzrasen? Sind Art und Dauer immer etwa gleich? Beginnt das Ganze schnell und plötzlich, oder steigt die Herzfrequenz eher langsam an? Endet es auch wieder plötzlich oder wie in der Oper in einer Art Decrescendo? Dauert ein solcher Anfall nur wenige Minuten oder gar Stunden? Und eine im Rettungsdienst besonders bedeutsame Frage: Ist der Herzschlag beschleunigt, dabei aber regelmäßig, oder liegt eine sogenannte Tachyarrhythmie vor, bei der das Herz nicht nur schneller als 100 Mal in der Minute schlägt, sondern auch unregelmäßig. Also nicht Bu-Bumm, Bu-Bumm, Bu-Bumm, sondern zum Beispiel Bu-Bumm – Pause – Bu-Bumm, Bu-Bumm – Pause – Bu-Bumm – Pause – Bu-Bumm, Bu-Bumm.

Bei unregelmäßigem Herzschlag ist es enorm wichtig, ein EKG (Elektrokardiogramm, die Aufzeichnung der elektrischen Aktivität des Herzmuskels) zu erstellen, denn Beschwerden wie Atemnot oder Brustschmerz sowie eine Arrhythmie können auch auf einen Herzinfarkt hindeuten. Das soll aber nicht heißen, dass jeder, bei dem der Herzschlag mal nicht ganz regelmäßig ist, gleich Angst vor einem Infarkt haben muss. Zwar ist ein Infarkt oft mit unregelmäßigem Herzschlag verbunden, aber umgekehrt bedeutet ein unregelmäßiger Herzschlag keineswegs immer gleich einen Infarkt. Auch bei völlig Gesunden kann es ab und zu vorkommen, dass das Herz kurz innehält oder andere Unregelmäßigkeiten spürbar sind.

Erst wenn sich diese Aussetzer häufen oder das Herz gar komplett außer Takt schlägt, spricht man von einer Herzrhythmusstörung oder Arrhythmie. Die muss zwar keinesfalls eine Bedrohung für Leib und Leben bedeuten, stört aber im Alltag trotzdem. Vor allem, wenn sie bei ganz alltäglichen Dingen wie dem morgendlichen Kaffeekochen oder Treppensteigen die körperliche Belastbarkeit herabsetzt. Manchmal verursacht sie auch Schwindel oder Übelkeit, in jedem Fall ist sie lästig. Wie sehr, stellte ich bei einem Einsatz in der Nähe meines Heimatortes fest.

Harte Linkskurve, beschleunigen auf der Geraden, bremsen, harte Rechtskurve, beschleunigen, bremsen und noch mal eine Rechtskurve. Der Motor heult auf, als mein Kollege Tom auf der nächsten Geraden der kurvigen Landstraße wieder derart auf das Gaspedal tritt, dass ich mir vorkomme wie in einem Rennwagen.

»Das ist kein Flugzeug! Komm mal wieder runter!«, zische ich angespannt. »Sonst tut das gleich mein Frühstück.« Ich lächele zwar noch, halte mich aber, um nicht auf meinem Sitz hin- und hergeschleudert zu werden, krampfhaft am Türgriff fest. Tom scheint die Fahrt deutlich mehr zu genießen als ich. Zwar kenne ich ihn als zügigen, aber sehr sicheren Fahrer, doch so früh am Morgen muss ich das noch nicht haben. Zumal wir nur noch wenige hundert Meter von unserem Einsatzort, einem Reihenhaus, entfernt sind. Die Meldung lautet: Patient männlich, 69 Jahre, Kopfverletzung.

Im Schritttempo fahren wir auf die Zielgerade, denn ich muss die Hausnummer suchen. »Da ist es«, rufe ich, als mein Kollege auch schon den Wagen zum Stehen bringt. An der Tür steht ein älterer Herr und drückt sich ein blutgetränktes Handtuch auf die Stirn. Er bittet uns in die Küche. Ein moderner Raum, viel gebürsteter Stahl, in der Mitte ein massiver Holztisch. Auf den blanken Küchenfliesen sehe ich etliche kleine Blutflecken, so als habe der Mann tropfenderweise das Küchentuch gesucht. Während Tom die ersten Daten erhebt, werfe ich einen Blick auf die Stirn. Dort klafft eine knapp zwei Zentimeter lange saubere Platzwunde. Rasch lege ich einen Kopfverband an.

Bei der Befragung erzählt der Mann, ihm sei von einer Sekunde auf die andere schwarz vor Augen geworden und gleich darauf habe er sich auf dem Boden wiedergefunden. Auf dem Weg in die Horizontale hat er offenbar die Tischkante gestreift. Mein Kollege misst den Blutdruck und fühlt den Puls. »Gut tastbar, normofrequent, aber arrhythmisch«, sagt er und blickt erwartungsvoll zu mir auf. Arrhythmisch! Das heißt, ich soll ein EKG vorbereiten. Gleich darauf kleben die Elektroden, eine Linie flimmert über den Bildschirm. Tom und ich beobachten sie aufmerksam und kommen beide zum selben Schluss: Arrhythmie, aber sonst keine weiteren Auffälligkeiten. Wir entscheiden uns, den Patienten ohne Notarzt ins Krankenhaus zu bringen.

Die Beurteilung derartiger Herzfehlfunktionen ist eine Gratwanderung. Ist der Zustand stabil oder variabel? Wird das Herz schneller oder langsamer, verändert sich das EKG? Und vor allem: Wie verhält sich der Patient? Kann man ihn in diesem Zustand gefahrlos transportieren? In unserem konkreten Fall ist die Sachlage aber recht eindeutig: Der Mann ist orientiert, kreislaufstabil und die Blutung im Griff. Einzig und allein die Arrhythmie gibt Anlass zur Sorge. Gleichzeitig ist sie aber auch des Rätsels Lösung, denn nachdem wir einen akuten Hebungs-Infarkt ausgeschlossen haben, sind wir uns sicher, dass sie der Grund für den plötzlichen Blackout war. Es kann nämlich passieren, dass der Abstand zwischen zwei Herzschlägen so groß ist, dass das Gehirn kurzzeitig keinen Sauerstoff bekommt. Dann verliert der Betroffene sekundenlang das Bewusstsein und ist in dem Moment, in dem er auf dem Boden aufschlägt, meist schon wieder voll da.

In der Regel ist das nicht akut lebensgefährlich, es sei denn, man arbeitet als Hochseilartist. Aber mit einer blutigen Platzwunde auf dem Boden aufzuwachen ist auf jeden Fall lästig. Deshalb: Unbedingt einen Arzt aufsuchen und abklären, wie man das Problem in den Griff bekommt.

Die häufigste Rhythmusstörung empfinde ich eigentlich gar nicht als echtes Leiden. Es handelt sich dabei um die Extrasystole, bei der das Herz nicht losgaloppiert, sondern nur kurz stolpert. Eine Extrasystole ist eine zusätzliche Pumpaktion der Herzmuskulatur, die nicht in den regulären Rhythmus passt. Nur selten ist sie mit kurzen Aussetzern verbunden, schlimmer ist für den Betroffenen eher, dass sich der nächste Herzschlag, der der Extrasystole folgt, wie ein Kanonenschuss anfühlen kann. Das ist manchmal echt beängstigend. Doch bei Menschen, die ansonsten gesund sind, ist so eine Extrasystole überhaupt kein Problem. Schließlich handelt es sich ja lediglich um einen Herzschlag zusätzlich zu den normalen.

In derartigen Fällen ist es manchmal sinnvoll, bei dem »Kranken« ein 24-Stunden-EKG zu schreiben, indem er einen Tag lang ein mobiles Gerät mit sich herumträgt. Nach diesen 24 Stunden kann der Arzt das Kardiogramm auswerten und nach Anhaltspunkten für die exakte Diagnose suchen. Anschließend gilt es dann zu entscheiden, ob vielleicht eine Ernährungsumstellung eine Besserung bringen könnte oder ob mit Arzneimitteln oder eventuell gar mit einer Katheterablation gegen das Herzstolpern vorgegangen werden soll.

Bei einer solchen Katheterablation schiebt der Arzt einen dünnen Schlauch über ein Blutgefäß in der Leiste bis zum Herzen vor. Damit kann er zum Beispiel gezielt beschädigte Bereiche des Herzmuskels veröden, die den Schlagrhythmus stören. Je nachdem, um welchen Abschnitt des Herzmuskels es sich handelt, kann ein solcher Eingriff recht zügig vonstatten gehen, aber auch etliche Stunden dauern. Komplikationen, etwa Beschädigungen an Blutgefäßen oder Infektionen, sind dabei höchst selten. Meist geschieht der Eingriff unter örtlicher Betäubung, und man kann die Klinik schon am nächsten Tag wieder verlassen.

Laut dem Herzbericht 2010, einer jährlich erscheinenden Analyse bestimmter Herzkrankheiten und ihrer Behandlung, wurden solche Ablationseingriffe in Deutschland im betreffenden Jahr 44 000 Mal durchgeführt. Man setzt diesen Eingriff mit Erfolg bei unterschiedlichen Formen der Herzrhythmusstörung ein, beispielsweise beim Vorhof-flimmern, dem unkontrollierten Zucken der Herzvorhöfe. Gemäß einer spanischen Studie ist das Herz bei drei von vier Patienten ein Jahr nach der Behandlung immer noch »flimmerfrei«. Solche Rhythmusstörungen sind übrigens keinesfalls nur ein Problem älterer Menschen, auch bei jüngeren Männern und Frauen kommen sie gar nicht so selten vor.

WENN DER URLAUB
ZUR ZITTERPARTIE
AN DEN ATRIEN WIRD

Das gesunde menschliche Herz ist eine gut geölte Maschine, getrieben von unterschiedlichen, perfekt zusammenarbeitenden Motoren. Die heißen Sinusknoten, AV-Knoten, His-Bündel, Aschoff-Tawara-Schenkel und Purkinjefäden. Darunter versteht man eine Art Schrittmacher, die den Herzmuskel mit elektrischen Signalen, die sie selbständig erzeugen und weiterleiten, zur Arbeit, also zum Schlagen bringen. Dazu, wie genial sie arbeiten, kommen wir später. Erst einmal zu den einzelnen Komponenten der Herzerregung. Oberster Taktgeber in dieser strammen Hierarchie ist der Sinusknoten. Er bestimmt, wie oft und regelmäßig unser Herz schlägt. Leidet man an Bluthochdruck, einem Herzklappenfehler, einer Herzmuskelerkrankung oder einer Überfunktion der Schilddrüse, kann es passieren, dass unsere Vorhofmuskulatur die Anweisungen des Sinusknotens nicht mehr befolgt.

Sie arbeitet nicht mehr gleichmäßig und rhythmisch, sondern beginnt sich unkoordiniert zusammenzuziehen und zu entspannen. Die Folge ist das bereits erwähnte Vorhofflimmern. Doch das ist nicht die einzige schwerwiegende Auswirkung. Vielmehr läuft dann auch die Weiterleitung der elektrischen Impulse Richtung Herzkammern aus dem

Ruder, was zur Folge hat, dass nicht nur die Vorhöfe eine unproduktive Zitterpartie hinlegen, sondern auch der Pulsschlag unregelmäßig wird. In diesem Fall sprechen Ärzte von einer absoluten Arrhythmie.

Stell dir vor, du hast ohne dich vorher sportlich betätigt zu haben, einen schnellen Puls mit über 100 Schlägen in der Minute. Das Atmen fällt dir schwer, wird sogar richtig zur Last, und du bekommst Angst. Die Brust fühlt sich an wie zugeschnürt, der Schweiß rinnt dir die Stirn runter – und dann, von einer Sekunde zur anderen fühlst du dich wieder pudelwohl, so als wäre nie etwas gewesen. Was du

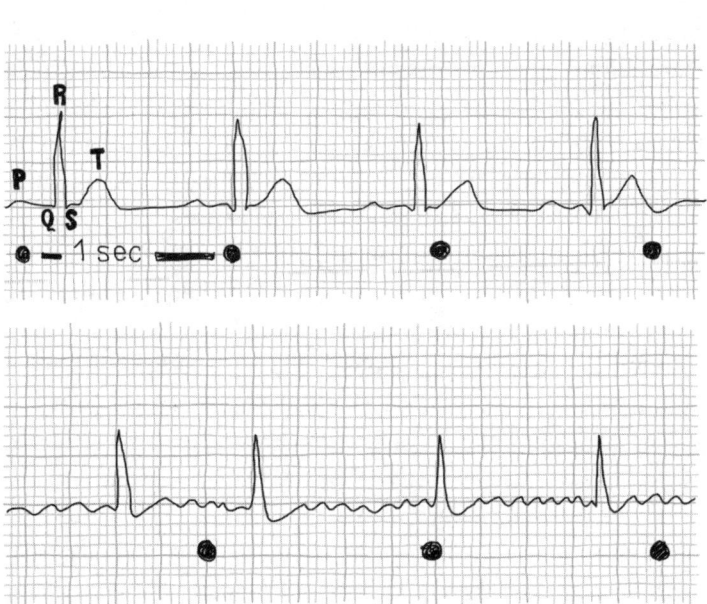

Beim **Sinusrhythmus** (oben) geht im Herzen alles seinen gewohnten Gang. Der Unterschied zum **Vorhofflimmern** (unten) ist deutlich zu erkennen.

gerade erlebt hast, war kein Herzinfarkt und vor allem keine Einbildung, sondern Vorhofflimmern. Um das eindeutig festzustellen, macht man in der Notfallmedizin ein EKG.

Eine akute Bedrohung für Leib und Leben geht vom Vorhofflimmern zwar nicht aus, dennoch können die Folgen gefährlich sein. Die größte Gefahr besteht darin, dass es in den Herzvorhöfen zu Blutverwirbelungen kommt, wodurch das Blut verklumpen kann, so dass sich Gerinnsel bilden. Die können vom Blutstrom in den Körperkreislauf mitgerissen werden und wandern so lange weiter, bis sie in ein kleineres Gefäß gespült werden, dessen Durchmesser ein Passieren nicht mehr zulässt. Ein solches Gerinnsel oder Thrombus wird so zu einer Art Gefäßkorken, der dafür sorgt, dass andere Körperteile weniger oder gar nicht mehr durchblutet werden. Passiert so etwas im Gehirn, ist die Folge ein Schlaganfall. In den Herzkranzgefäßen löst der Thrombus einen Herzinfarkt und in einer Lungenarterie eine Lungenembolie aus. Ohne schnellste notfallmedizinische Versorgung kann das das Ende sein.

Beim Vorhofflimmern legt das Herz durch seine erhöhte Frequenz gleichsam einen dauerlaufähnlichen Spurt hin, und wie ein Läufer, dem die Puste ausgeht, wird es dabei allmählich immer schwächer, bis es schlimmstenfalls schließlich ganz zu laufen aufhört. Besteht das Flimmern daher über mehrere Tage bis Wochen, schwächt das den Herzmuskel ganz erheblich. Die Folge ist die bereits erwähnte Herzinsuffizienz.

Aber warum kann so etwas in einer gut geölten Maschine wie dem Herzen überhaupt passieren, und das sogar nicht selten schon in jungem Alter? Neben Ursachen wie einem Infarkt oder der tückischen Gefäßverkalkung gibt es gerade bei jungen Menschen einen Auslöser, der immer häufiger wird. Es ist eine Substanz mit vielen Namen. Chemiker nennen sie C_2H_5OH, viele kennen sie besser als Sprit, Zunder oder Feuerwasser. Dort wo ich herkomme, nennt man sie Wegzehrung. Die Rede ist natürlich von Alkohol. Deswegen sprechen Ärzte beim Vorhofflimmern auch gerne vom »Holiday-Heart-Syndrome«, tritt es doch häufig nach hartem Alkoholmissbrauch auf Festivals und im Urlaub auf.

Aber Alkohol ist nicht der einzige Risikofaktor, der das Auftreten von Vorhofflimmern begünstigt. Mitralklappenerkrankungen, diverse Herzfehler und -entzündungen oder einfach das Alter sind häufige Ursachen. Und wenn auch nicht selten schon jüngere Menschen betroffen sind, steigt das Risiko für das Flimmern ab dem 50. Lebensjahr doch alle 10 Jahre um knapp 50 Prozent. Besonders gefährdet sind zudem Menschen mit zu hohem Blutdruck. Sie haben ein fast doppelt so hohes Erkrankungsrisiko. Aber auch Erkrankungen, die augenscheinlich mehr mit der Lunge als mit dem Herzen zu tun haben, wie beispielsweise die Schlaf-Apnoe, also Atemaussetzer während der Nachtruhe, können das tückische Flimmern auslösen.

Vorhofflimmern ist einer der häufigsten Gründe für einen Krankenhausaufenthalt oder den Besuch bei einem Arzt. Die Zahlen steigen, was unter anderem auch an unserer »mitteleuropäischen« Lebensweise liegen mag. Aber glücklicherweise sind nicht nur die Fallzahlen nach oben gegangen, sondern auch die erfolgreichen Behandlungen. Die Lebenserwartung von Patienten, die an Vorhofflimmern leiden, steigt stetig. Sind diese jünger als 65 Jahre alt, haben sie mittlerweile sogar eine ähnliche Prognose bezüglich ihrer Lebenserwartung wie Menschen ohne Rhythmusstörungen. Das liegt nicht zuletzt daran, dass man immer früher damit beginnt, derartige Abnormitäten zu behandeln, denn die Wahrscheinlichkeit einer Wiederholung steigt mit jedem akuten Flimmeranfall, bis das Übel irgendwann chronisch wird. Übung macht den Meister und das Herz übt in dem Fall meisterhaft zu flimmern.

Flimmern die Herzvorhöfe eine Woche oder länger, spricht man von persistierendem Vorhofflimmern, das sich dadurch auszeichnet, dass es seinen normalen Rhythmus ohne Hilfe nicht wiederfindet. Die kann ganz unterschiedlich aussehen. So besteht etwa die Möglichkeit, Medikamente einzunehmen, die den Herzrhythmus unterstützen. Oder man versucht es mit der Hau-drauf-Methode, besser bekannt als Kardioversion, bei der man dem Herz mit relativ schwachen, aber wirkungsvollen Stromstößen auf die Sprünge hilft.

Gelingt es auf diese Weise nicht, den Sinusrhythmus wiederherzustellen, sind die Möglichkeiten begrenzt. Oberste Priorität hat dann die hohe Pulsfrequenz. Man bemüht sich, sie auf einen vertretbaren Wert zu senken, aber damit ist die Gefahr der Gerinnselbildung noch nicht gebannt. Die versucht man dann mit Blutverdünnern in den Griff zu bekommen, beispielsweise mit Macumar.

Schlägt die medikamentöse Therapie zur Senkung der Herzfrequenz nicht wie erwünscht an, bleibt noch die Möglichkeit, den AV-Knoten des Reizbildungs- und Leitungssystems zu veröden und so die Vorhöfe elektrisch von den Kammern zu trennen. Doch das ist nicht unproblematisch, da die Kammern dann mit Hilfe eines Herzschrittmachers zu rhythmischen Aktionen gezwungen werden müssen. Das ist eine Art künstlicher Taktgeber, der das natürliche Erregungssystem ersetzt. Man kann ihn sich wie eine zusätzliche Zündkerze in einem Motor vorstellen. Sind die »Zündkerzen des Herzens« nicht mehr in der Lage, den Motor ausreichend in Gang zu halten, unterstützt das Gerät sie dabei.

Ein solcher Schrittmacher besteht meist aus einem Gehäuse mit Batterie und bis zu drei Leitungen, die man Elektroden oder Sonden nennt. Die sind mit dem Herzmuskel verbunden und überprüfen den Herzschlag. Sobald der zu langsam wird oder Aussetzer hat, sorgt der Schrittmacher mittels elektrischer Impulse dafür, dass sich der Herzmuskel im richtigen Takt anspannt und wieder ausdehnt, so dass das Organ stabil und regelmäßig schlägt. Denn wenn es das nicht tut, besteht die Gefahr, dass der Betroffene ohnmächtig zusammenbricht oder dass ihm dauerhaft schwindelig ist. Gar nicht so selten kommt es auch vor, dass das Herz, solange man still auf der Couch herumlümmelt, völlig normal schlägt, aber bei der geringsten körperlichen Belastung plötzlich viel zu langsam wird. In solchen Fällen ist ein Herzschrittmacher – der erste wurde einem Menschen schon 1958 in Schweden eingesetzt – ein wahrer Segen.

Moderne Schrittmacher sind meist nicht größer als ein Zwei-Euro-Stück und fallen daher überhaupt nicht auf. Je nachdem, ob ein solches Gerät auf Dauer oder nur vorübergehend nötig ist, verwendet man unterschiedliche Modelle, die über und unter der Haut angebracht werden, wobei ein Skalpell keinesfalls immer notwendig ist. So ist es in manchen Fällen etwa möglich, einfach eine große Elektrode auf die Haut über dem Herzen zu kleben, von wo sie dann mit regelmäßigen Stromstößen ihren Dienst tut. Die Impulse müssen dann allerdings relativ kräftig sein, weil sie ja durch die Haut bis zum Herzen durchdringen sollen. Deshalb benutzt man solche externen Schrittmacher – man nennt sie auch »nichtinvasiv«, also nicht gewebeverletzend – in der Regel nur im Notfall oder wenn es aus irgendeinem Grund besonders schnell gehen muss.

Ein anderer, jedoch eher unbeliebter Weg, das Herz zu

stimulieren, ist, dies über die Speiseröhre zu tun. Dabei führt man die Elektrode in die Speiseröhre ein und stoppt auf Höhe des Herzens. Nun versorgt der Schrittmacher das Herz von hier aus mit elektrischen Impulsen. Da das für den Patienten allerdings relativ unangenehm ist, wird das Verfahren nur selten eingesetzt.

Möglich ist auch, die Elektrode über eine Vene zur rechten Herzhälfte zu führen, wobei der eigentliche Schrittmacher dann außen am Körper angebracht wird. Allerdings ist eine solche intrakardiale Stimulation nur eine vorübergehende Notlösung, denn jede Verbindung vom Inneren des Körpers nach außen stellt einen möglichen Eingang für krankmachende Keime dar, das heißt, es besteht eine nicht zu unterschätzende Infektionsgefahr. Keime müssen aber draußen bleiben, wir verriegeln so gut es geht Tür und Tor.

In der Regel meint man aber, wenn man von einem Herzschrittmacher spricht, ein Gerät, das unter die Haut oder sogar unter den Brustmuskel eingepflanzt wird. Das hört sich zwar dramatisch an, bedeutet für den Patienten jedoch einen relativ harmlosen Eingriff, für den oft nur eine örtliche Betäubung erforderlich ist. Ein derartiger Schrittmacher sorgt etwa fünf bis zehn Jahre dafür, dass das Herz rhythmisch schlägt.

Aber bevor man so einen Apparat braucht, bieten sich viele Möglichkeiten, das Herz vor Rhythmusstörungen zu schützen. Eine sehr schöne Methode: entspannen – warum nicht direkt mit einem Urlaub? So lange es kein Ballermann-Trip inklusive Eimersaufen wird, ist die Gefahr, dass der Urlaub zur Zitterpartie wird, sehr gering.

NATÜRLICH INTEGRIERTER HERZSCHRITTMACHER

Die Muskulatur unseres Herzens setzt sich aus Milliarden und Abermilliarden von Zellen zusammen, die sich im Wechsel pausenlos rhythmisch an- und entspannen. Dadurch entsteht unser Herzschlag, der eigentlich nichts anderes ist, als eine durch einen elektrischen Impuls ausgelöste Muskelkontraktion.

Verantwortlich für diese Impulse ist ein ausgeklügeltes System spezialisierter Zellen, die die Erregungsbildung und -weiterleitung zur Herzmuskulatur bewerkstelligen. Sie grenzen sich von anderen Zellen unter anderem dadurch ab, dass sie sich eigenständig, also »ohne Befehl von oben« erregen können. Sie verhalten sich also im Grunde wie ein Workaholic, der ohne Pause freiwillig arbeitet, ohne dazu jemals eine Standpauke vom Chef zu benötigen.

Oberster Taktgeber oder primärer Schrittmacher ist der Sinusknoten, den du ja schon kennst. Dieser »Dirigent« besteht aus einer Ansammlung spezialisierter Zellen im Bereich des rechten Vorhofes. Sollte ich deren genaue Lage beschreiben, wäre ich ein bisschen überfordert. Fast wie mein manchmal ziemlich verwirrtes Navigationssystem im Auto. »Biegen Sie über die obere Hohlvene in den rechten Vorhof. Das Ziel befindet sich links.« Ich schaue links und sehe nichts. »Bitte wenden.« Ich drehe um. »Das Ziel befindet sich rechts.« Da habe ich gerade eben schon nichts gesehen, aber gut. Ich spiele mit, schaue noch mal genau und entdecke wieder nichts. »Bitte wenden.«

Der Groll gegen die körperlose Stimme wächst, doch ich gehorche und suche weiter. »Sie haben Ihr Ziel erreicht.« Ich sehe die Welt nur noch durch einen wutroten Vorhang. »Die Routenführung endet hier!« Na toll! Ich sehe noch immer nicht das Geringste. Doch in diesem Fall war das Navi ausnahmsweise mal nicht schuld. Denn der Sinusknoten liegt tatsächlich nahe an der Mündung der oberen Hohlvene, unterscheidet sich aber vom umliegenden Gewebe so gut wie gar nicht. Das Navi kann gleichsam nur angeben, in welcher Straße er wohnt, hat aber keine Ahnung von seiner Hausnummer.

Der Sinusknoten arbeitet also völlig selbständig, und zwar mit einer Frequenz von etwa 70 Erregungen pro Minute. Die von ihm produzierten Signale gelangen weiter zu den Herzvorhöfen und sorgen dort für eine Anspannung der Muskulatur. Schon vorher haben sich die Klappen zwischen Vorhöfen und Kammern geöffnet, so dass Blut hindurchströmen konnte. Nun presst die Anspannung der Vorhöfe noch ein paar Milliliter Blut mehr in die Herzkammern. Sind die gefüllt, gehen die Klappen wieder zu. Gleichzeitig leitet der Sinusknoten sein Signal aber auch an den sekundären Schrittmacher, den AV-Knoten, weiter. »AV« steht für »atrioventrikulär«, übersetzt »Vorhof und Kammer betreffend«. Der Name beschreibt also die ungefähre Lage am Übergang vom rechten Vorhof zur rechten Kammer. Sekundärer Schrittmacher wird er deshalb genannt, weil er, ähnlich wie der Sinusknoten, vollkommen selbständig elektrische Impulse erzeugen kann.

Sollte der Sinusknoten, beispielsweise infolge eines Herzinfarkts, seinen Dienst quittieren, ist der AV-Knoten immer noch in der Lage, 40 bis 50 Erregungen pro Minute zu erzeugen und damit das Herz in Gang zu halten. Er ist in einem solchen Notfall für den Herzschlag quasi der Notfall-generator. Normalerweise wird er aber nicht von sich aus tätig, sondern leitet lediglich die Signale des Sinusknotens weiter.

Das tut er nicht blitzartig, sondern mit einer gewissen Verzögerung. Die heißt atrioventrikuläre Überleitungszeit und sorgt dafür, dass Vorhof- und Kammermuskulatur nicht gleichzeitig, sondern kurz nacheinander angespannt werden. Zuerst ziehen sich die Vorhöfe zusammen, und Blut wird in die Kammern gepumpt. Dann erst spannen sich die Kammern an und bewegen das Blut in den Körper-kreislauf beziehungsweise in die Lunge. Nebenbei fungiert der AV-Knoten auch noch als eine Art »Aufpasser«. Denn wenn es nötig ist, das heißt, wenn zu viele Erregungen bei ihm ankommen, kann er die abblocken – wie der Türsteher eines angesagten Clubs.

Das kann beispielsweise beim Vorhofflimmern passie-ren. Bevor die Erregung aber vom Sinusknoten über den AV-Knoten die Kammermuskulatur erreicht, läuft sie noch über das sogenannte His-Bündel, das ungefähr einen Zen-timeter weiter Richtung Herzspitze liegt. Es ist nach sei-nem Entdecker Wilhelm His benannt und kann sich, wie Sinus- oder AV-Knoten, notfalls selbst erregen. Allerdings ist seine Frequenz mit 25 bis 40 Erregungen in der Minute viel geringer als bei den zwei anderen Taktgebern. Bleiben beide Knoten stumm, übernimmt also notgedrungen das His-Bündel die Erregung.

Bei einem gesunden Herz tritt dieser sogenannte Kam-merersatzrhythmus aber zum Glück niemals auf, da das normalerweise eintreffende Signal des Sinus- oder AV-Knotens die Eigenfrequenz des Bündels überlagert und es sich gerne an die Anweisungen »von oben« hält. Ein bisschen wie stille Post, nur mit sehr wenig Informationsverlust. Dennoch bezeichnet man das His-Bündel als tertiären Schrittmacher, also als dritte erregungsbildende Struktur des Reizleitungssystems. Der Sinusknoten ist quasi der Chef, und AV-Knoten sowie His-Bündel sind die leitenden Angestellten. Sie diktieren, leiten weiter und andere folgen.

Doch jetzt wird es schlüpfrig. Denn nun kommen zwei erregende Schenkel[28] ins Spiel. Die elektrischen Impulse werden nämlich vom His-Bündel in der Herzscheidewand über einen linken und einen rechten Weg, die Aschoff-Tawara-Schenkel, zu einem faserigen Geflecht weitergeleitet, den Purkinje-Fasern.[29] Die leiten die feinen Ströme weiter an die Kammermuskulatur, die sich daraufhin prompt zusammenzieht. Obwohl dieses Netzwerk sehr stark verzweigt ist, erreicht es nicht jede Muskelzelle. Deshalb existieren zwischen den einzelnen Zellen elektrische Verknüpfungen oder sogenannte elektrische Synapsen[30], die die winzigen Ströme weiterleiten, so dass sie zuverlässig auch wirklich jeden Bereich der Muskulatur erreichen.

Beim gesunden Herzen ist der Sinusknoten derjenige Teil des Reizleitungssystems, der den anderen wie der Vorarbeiter am Bau den Arbeitern das Tempo vorgibt. Doch wieso überträgt sich die Erregung von den Vorhöfen nicht sofort weiter auf die Muskulatur der Herzkammern, zumal die bei näherer Betrachtung des Herzens unmittelbar zusammenhängen? Der Grund ist das sogenannte Herzskelett, eine Trennwand aus Bindegewebe zwischen Vorhof- und Kammermuskulatur, die das Überspringen der elektrischen Impulse verhindert. Denn schließlich sollen

....

28 Sie werden mit dem His-Bündel als tertiärer Schrittmacher eingestuft.
29 Oder auch Purkinje-Fäden.
30 Beliebter ist die englische Bezeichnung »gap junctions«.

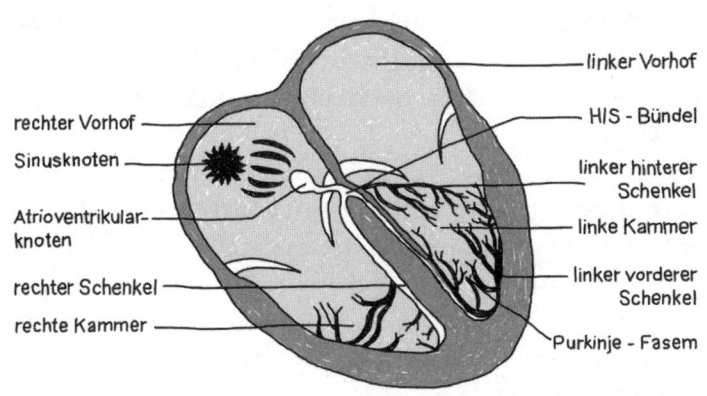

右 labels:

rechter Vorhof
Sinusknoten
Atrioventrikular-knoten
rechter Schenkel
rechte Kammer

linker Vorhof
HIS - Bündel
linker hinterer Schenkel
linke Kammer
linker vorderer Schenkel
Purkinje - Fasem

So kann man sich das System von erregungsbildenden und -leitenden Zellen vorstellen.

sich ja zuerst die Vorhöfe und erst mit einer gewissen Verzögerung die Herzkammern anspannen. Ein ganz schön ausgeklügeltes System, oder?

Doch es ist nicht nur wichtig, dass der elektrische Impuls nicht direkt von der Vorhof- auf die Kammermuskulatur überspringt, sondern ebenso, dass die Erregung innerhalb der Herzkammer geordnet abläuft. Es wäre ein Horrorszenario, wenn sie in einer Kammer kreisen würde, also von einer Seite zur anderen und wieder zurückspränge. Dann wäre eine geordnete Tätigkeit des Herzens und damit eine zuverlässige Versorgung des Körpers mit Blut vollkommen ausgeschlossen.

Zum Glück verhindert im gesunden Herzen ein einfaches Phänomen diesen Super-GAU. Denn wenn Muskelzellen erregt werden, brauchen sie eine kurze Weile, bevor sie auf ein neues Signal reagieren. (Alle Ähnlichkeiten mit Männern direkt nach dem Sex sind rein zufällig …) Für einen Sekundenbruchteil sind die Zellen also gegen sämtliche elektrischen Impulse vollkommen unempfindlich. Erreicht in dieser minimalen Zeitspanne eine Erregung die Zelle, verebbt die einfach wirkungslos und richtet keinen Schaden an.

Das Herz verfügt also mit seinem Reizleitungssystem über einen eigenen Schrittmacher. Wirklich eine raffinierte Maschine. Doch auch die beste Maschine kann kaputtgehen und muss dann repariert werden. Und wie bei den modernen Autos nutzt man dafür ein »Fehlerlesegerät«. Ein Instrument, das dem Kundigen verrät, ob die Erregung im Herzen ordnungsgemäß abläuft oder ob daran vielleicht etwas faul ist.

SIEHST DU DEN KIRCHTURM, IST DER FRIEDHOF NICHT WEIT

Das EKG ist die mit Abstand wichtigste Untersuchungsmethode in Kardiologie und Notfallmedizin. Manche Männer werden jetzt sagen: »Na klar ... das kenne ich von der Musterung bei der Bundeswehr!«[31] Doch die muss ich leider enttäuschen. Denn bei der Untersuchung, um die es hier geht, möchte ich ganz herzlich bitten, die Unterhose anzubehalten. Die Abkürzung EKG steht für »Elektrokardiogramm«, was man in etwa mit »Aufzeichnung der Herzströme« übersetzen könnte. Und so handelt es sich denn auch um eine Möglichkeit, die elektrische Herztätigkeit in Form einer Linie beziehungsweise Kurve darzustellen. Schließlich müssen die Muskelzellen vor jeder Herzaktion erregt werden, und das kann man registrieren.

Betrachtet man die Herzmuskulatur als Motor, so ist die Erregung sozusagen der Zündfunke. Um den aufzuzeichnen, klebt man Elektroden auf den Brustkorb, die die elektrischen Aktivitäten der Herzmuskelfasern, genauer gesagt die elektrischen Spannungsänderungen, registrieren. Die gemessenen Werte werden dann in Form einer Linie auf einem Bildschirm oder einem Ausdruck sichtbar gemacht.

....

31 Eier-Kontroll-Griff, umgangssprachlich für die Hodentastuntersuchung.

Das EKG wird auf unterschiedliche Art und Weise eingesetzt. Die bekannteste ist das Ruhe-EKG, das früher oder später wohl jeder einmal bei seinem Hausarzt aufzeichnen lässt, und das kaum länger dauert als ein, zwei Minuten. Diese Messmethode ist gerade in der Notfallmedizin sehr beliebt. Doch der Nachteil ist, dass man nur das auf dem Bildschirm erkennen und auswerten kann, was auch gerade live in der Brust passiert.

Klagt ein Patient über Herzstolpern bei Anstrengung, ist aber in Ruhe komplett beschwerdefrei und unauffällig, dann ist das Ruhe-EKG nicht die richtige Methode. Stattdessen sollte man in einem solchen Fall besser ein Belastungs-EKG erstellen. Dabei wird der Patient eine knappe Viertelstunde in sitzender oder halb liegender Position körperlicher Anstrengung ausgesetzt, in der Regel muss er mit den Beinen wie in einem Tretboot oder auf dem Fahrrad eine Kurbel antreiben. Dabei wird die Belastung sukzessive so lange erhöht, bis der Patient entweder nicht mehr kann oder es gefährlich wäre, ihn weiterstrampeln zu lassen. Allerdings wird die Messung umso aussagekräftiger, je näher der Betroffene seiner maximalen Belastungsgrenze kommt. Sicherheitshalber bricht man die Untersuchung jedoch bei einer Pulsfrequenz von 220 Schlägen in der Minute minus Lebensalter ab, bei einem 70 Jahre alten Menschen also bei einem Wert von 150.

Während des Strampelns werden immer wieder der Blutdruck und die Pulsfrequenz gemessen, vor allem aber wird das EKG unter steigender Belastung erstellt und beobachtet, ob und wie sich die Werte verändern oder ob der Patient vielleicht Herzrhythmusstörungen, Brustschmerz, Schwindelgefühle oder Atemnot bekommt. Auch während er sich anschließend erholt, sollten Blutdruck und Puls weiter gemessen werden, nur so kann man sich ein Bild von seinem Trainingszustand machen. Je schneller sich Herzfrequenz und Blutdruck nach der Belastung wieder normalisieren, desto fitter ist er.

Eine weitere, etwas aufwendigere Möglichkeit ist die Aufzeichnung eines Langzeit-EKGs, bei dem der Patient ein bis drei Tage ein EKG-Gerät mit sich herumtragen muss, das permanent die Herzaktion aufzeichnet. Damit kann man feststellen, ob dauerhaft ein normaler Herzrhythmus vorliegt oder ob sich der bei der alltäglichen körperlichen Belastung bedrohlich verändert. Beispielsweise beim Sex. Oder beim Elfmeterschießen. Oder wenn man beim André-Rieu-Konzert wegen des Gefiedels durchdreht.

Für solche Fälle schreibt man ein Langzeit-EKG oder schickt Patienten mit einem Event-Recorder nach Hause. Vom Aufbau ist dieser fast gleich wie ein Langzeit-EKG mit Elektroden auf der Brust und allem, doch zeichnet der Recorder die Herzaktion erst dann auf, wenn der Patient auf einen Knopf drückt. Vorher wird nichts gespeichert.

Dass man aus einem EKG Rückschlüsse auf Herzprobleme ziehen kann, funktioniert nur, weil krankhafte Veränderungen messbare Auswirkungen auf unsere Herzaktion haben. Sind unser Reizleitungssystem und damit die Herztätigkeit beispielsweise infolge eines Infarkts gestört, kann man das daran erkennen, dass sich die EKG-Linie charakteristisch von der eines gesunden Herzens unterscheidet. Zacken zeigen sich an falschen Stellen, oder sie fehlen ganz, ihr Abstand kann sich verändern oder im schlimmsten Fall, beim Herzstillstand, zeigt das Gerät nur noch eine gerade, unbewegte Linie an.

Das EKG eines gesunden Herzens sieht so aus:

Die unterschiedlichen Zacken und Wellen bezeichnet man von links nach rechts mit den Buchstaben P, Q, R, S und T. Warum nicht mit A, B, C, D, E, ist mir, ehrlich gesagt,

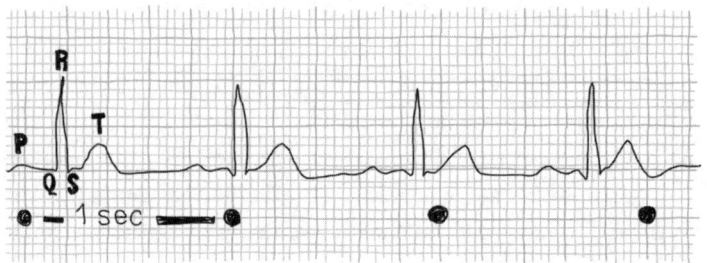

So sieht der normale Sinusrhythmus aus.

schleierhaft. Ich vermute, dass man sich dabei am kartesischen Koordinatensystem des französischen Mathematikers Descartes orientiert hat, in dem ein bestimmter Punkt mit einem großen »P« bezeichnet wird. Aber das ist ja eigentlich auch egal. Hauptsache, jeder weiß, was mit den unterschiedlichen Benennungen gemeint ist.

Die P-Welle entsteht durch die Erregung der Herzvorhöfe, also durch die Reizbildung im Sinusknoten und die darauf folgende Vorhoferregung. Anschließend folgt die größte Zacke im EKG, der sogenannte QRS-Komplex mit den beiden kleinen, nach unten gerichteten Q- und S- sowie der dazwischenliegenden hohen R-Zacke. Er entsteht durch die Kontraktion der Kammer, deren Anfang die Q- und deren Ende die S-Zacke markiert.

Jetzt fehlt nur noch die T-Welle. Sie bildet die Erregungsrückbildung in den Herzkammern ab und ist deshalb nach oben gerichtet, weil der Vorgang in entgegengesetzter Richtung von der Herzspitze zur Herzbasis verläuft. Manchmal erkennt man nach der T- noch eine weitere, die sogenannte U-Welle (in der Abbildung nicht

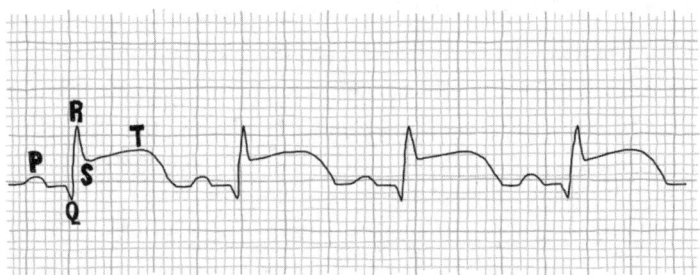

Die Hebung der ST-Strecke deutet auf einen Herzinfarkt hin.
Sie sieht aus wie eine Kirche inklusive Kirchturm.

sichtbar), was in der Regel an Nachschwankungen der Erregungsrückbildung liegt.

Daneben unterteilt man die EKG-Linie in bestimmte Intervalle. Das notfallmedizinisch Interessanteste ist die ST-Strecke. Die ist etwa deutlich verändert, wenn es als Folge eines Infarkts zu einem Sauerstoffmangel kommt. Dann sieht die EKG-Linie ein bisschen aus wie ein Kirchturm. Der Merkspruch dazu lautet: »Siehst du den Kirchturm, ist der Friedhof nicht weit.« Zugegeben, ziemlich makaber, aber ohne derartige Merksprüche bleibt vieles einfach nur schwer hängen. Das gilt nicht zuletzt für das EKG, dessen Diagnostik und Interpretation eine Wissenschaft für sich ist.

Zu den häufigsten Auffälligkeiten im EKG gehört die sogenannte Sinustachykardie, eine beschleunigte Herztätigkeit mit mehr als 100 Schlägen in der Minute. Bei Kleinkindern ist das normal, bei Erwachsenen ist eine derart hohe Herzfrequenz dagegen meist ein Hinweis darauf, dass das Herz zu wenig Blut auswirft und verzweifelt versucht, die Minderversorgung des Körpers durch hektisches Schlagen auszugleichen. Ein solcher Zustand kann etwa durch eine stark blutende Verletzung oder einen Schock ausgelöst werden, aber auch Folge einer Herzmuskelentzündung oder -insuffizienz sein. Selbst Ekel und Angst, wie sie unter anderem Pegida-Aktivisten bei mir auslösen, können das Herz schwer auf Trab bringen. Dabei ist das geordnete Zusammenspiel von Vorhof- und Kammererregung nicht gestört, alles geschieht nur viel zu schnell.

Und weil – siehe Pegida – Aufregung oder Angst den Puls erheblich beschleunigen können, liegt es nicht selten am Arztbesuch selbst, wenn Patienten in der Praxis einen schnellen Puls haben. Ein kompliziertes Gespräch mit dem Arzt macht es nicht unbedingt leichter, die Angst zu verlieren. Hilfreich ist bei einer solchen Unterredung, zumal, wenn sie sich um das Herz drehen, in jedem Fall, wenigstens die Grundbegriffe der EKG-Diagnostik schon einmal gehört zu haben, damit einen das medizinische Fachlatein nicht mehr ganz so sehr verwirren kann.

Das Gegenstück zur Tachykardie ist die Sinusbradykardie, bei der das Herz mit einer Frequenz von unter 60 Schlägen in der Minute auffällig langsam arbeitet. Das ist, wie wir gesehen haben, bei gut trainierten Sportlern in Ruhe durchaus normal, kann aber auch durch Überdosierung von Medikamenten, einen Infarkt, Unterfunktionen der Schilddrüse, Unterkühlung oder das sogenannte Sick-Sinus-Syndrom (SSS) ausgelöst werden. Mit diesem Begriff fasst man mehrere Herzrhythmusstörungen zusammen, die ihre Ursache in beschädigtem Sinusknotengewebe haben. Dann ist also unser großer Star-Dirigent selbst richtig angeschlagen.

Wenn sich die Abstände zwischen den einzelnen Herzschlägen im EKG ständig ändern, liegt eine Rhythmusstörung, die sogenannte Sinusarrhythmie, vor. Zwar können auch Ein- und Ausatmung derartige Auffälligkeiten be-

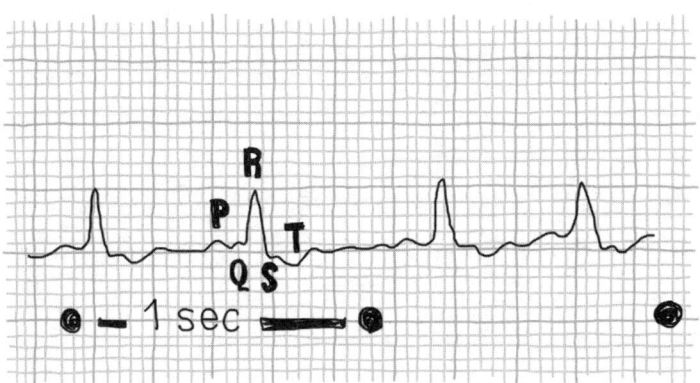

Bei der Sinusarrhythmie ist der Abstand zwischen den
Kammerkomplexen unregelmäßig.

wirken, aber das kommt deutlich häufiger bei Kindern und
Jugendlichen als bei Erwachsenen vor.

Mehr als auffällig wird die Abweichung vom normalen
Sinusrhythmus beim Vorhofflimmern, einer der häufigsten
Herzrhythmusstörungen. Dabei arbeiten die Vorhöfe, wie
wir gesehen haben, vollkommen unregelmäßig. Ist ein Teil
ihrer Muskulatur gerade angespannt, ist ein anderer im
selben Moment eventuell entspannt, was dazu führt, dass
die Linie um den QRS-Komplex keine klaren P- und T-Aus-
schläge zeigt, sondern wie wildes Gekrakel aussieht. Das ist
leicht einzusehen, schließlich wandert die Erregung dann
im Vorhof wild hin und her, und die Muskelzellen spannen
sich dort nicht gleichzeitig, sondern ohne jedes System
an. Was dann zu tun ist, vom Einsatz blutverdünnender
Medikamente bis hin zum Schrittmacher, weißt du schon
aus dem Kapitel »Wenn der Urlaub zur Zitterpartie an den
Atrien wird«.

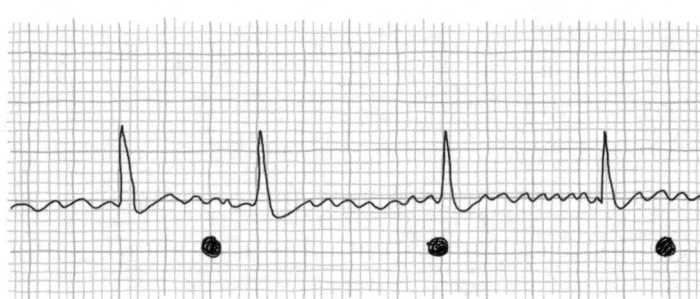

Bei Vorhofflimmern ist außer dem Kammerkomplex
nur »Gekrakel« sichtbar.

Eine besonders spannende Störung, die einem im Krankenhaus und Rettungsdienst immer wieder begegnet, ist
der Vorhof-Kammer-Block.[32] Dabei ist die Weiterleitung
der Erregung von den Herzvorhöfen zu den Kammern verzögert, oder zeitweilig sogar ganz unterbrochen. Je nach
Schweregrad wird die Erkrankung in drei Grade eingeteilt:
Beim Vorhof-Kammer-Block ersten Grades etwa ist die
Überleitung der Erregung vom Vorhof auf die Kammern oft
nur so geringfügig verzögert, dass der Betroffene die Verzögerung in der Regel überhaupt nicht bemerkt und meist
auch keine Behandlung erforderlich ist.

Dagegen ist beim Vorhof-Kammer-Block dritten Grades
die Weiterleitung der Erregung zwischen Vorhof und Kammer vollständig unterbrochen. Das bedeutet meist: Schrittmacher! Denn ohne vom Vorhof weitergeleitete Erregung
hat die Herzkammer nur zwei Möglichkeiten: hoffen, dass
die Schrittmacherzellen des AV-Knotens einspringen und

32 Auch AV-Block (atrioventrikulärer Block) genannt.

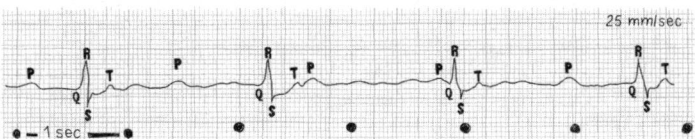

Beim schweren AV-Block ist die Vorhoferregung (P-Welle)
entkoppelt von der Kammererregung (QRS-Komplex).

für die Erregung der Kammer sorgen – der Kammerersatz-
rhythmus – oder schlicht und einfach stehen bleiben. Übernehmen die Schrittmacherzellen, ist der Herzschlag dennoch verlangsamt – zu langsam, um gut leben zu können
und von selbst wird das leider auch nicht besser.

Im Bild oben kann man sehen, dass die P-Wellen der Vorhoferregung und die QRS-Komplexe für die Tätigkeit der
Kammer vollkommen unabhängig voneinander vonstatten
gehen. Im Herzen hat sich jetzt eine folgenschwere Tren-
nung ereignet, die Scheidungspapiere sind schon unterwegs und geredet wird nicht mehr. Lieber Vorhof, du hörst
von meinem Anwalt!

Absolut brenzlig wird es, wenn es zum Kammerflimmern
kommt. Ist dann nicht sofort Hilfe zur Stelle, ist der Tod
kaum noch zu verhindern, denn beim Kammerflimmern
zucken alle Herzmuskelzellen dermaßen unkoordiniert vor
sich hin, dass man keinen Puls mehr fühlt. Das heißt, das
Herz pumpt dann überhaupt kein Blut mehr in den Körper.
Dann dauert es nur wenige Sekunden, bis der Betroffene
das Bewusstsein verliert, und nach ein paar Minuten funktioniert das Gehirn wegen des akuten Sauerstoffmangels
leider nur noch wie ein Solartaschenrechner bei Sonnen-
finsternis.

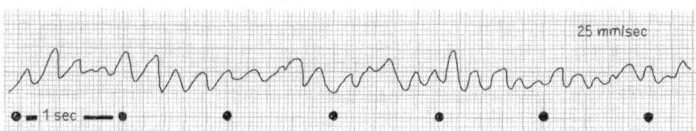

Dei Herzmuskulatur spannt sich ohne System an, zuckt und er-
schlafft. Jetzt muss defibrilliert und reanimiert werden!

Das EKG ist ein unverzichtbares Gerät, wenn es darum geht, sich über die Vorgänge am und im Herzen ein Bild zu machen. Aber so wichtig es auch ist, man sollte sich, wie bei jedem technischen Apparat, nicht blind auf das verlassen, was man auf dem Bildschirm sieht. Das wurde mir klar, als ich das erste Mal erlebte, wie ein Arzt zum präkordialen Faustschlag ausholte. Denn wenn man unmittelbar mit-erlebt, wie das Herz ins Kammerflimmern abgleitet, kann es helfen, einmal kräftig auf den Brustkorb zu schlagen, um mit dieser Radikalmethode den Herzrhythmus zumindest vorübergehend wieder in Takt zu bringen.

Im konkreten Fall war jedoch bei der schlafenden Patien-tin nur eine EKG-Elektrode abgefallen. Obwohl sie noch ei-nen intakten Herzschlag hatte, sagte der Bildschirm etwas anderes. Da wäre es angebracht gewesen, mit den Fingern noch mal den Puls zu tasten. Doch der Arzt wollte keine Zeit verlieren und schlug zu. Das war nicht nur höchst schmerzhaft für die Patientin, sondern für ihn selbst auch derart peinlich, dass er sich, als er sein Fehlverhalten er-kannte, bei der Frau auf Knien entschuldigte.

Dabei hatte er es ja wirklich gut gemeint. Denn um sämtliche Herzmuskelzellen dazu zu bringen, wieder im Gleichtakt zusammenzuarbeiten, braucht es drastische

Mittel. Die Zellen benehmen sich in einem solchen Notfall fast wie Schüler in einer unbeaufsichtigten Klasse. Sie machen nichts als Unfug und spielen so lange komplett verrückt, bis jemand reinkommt und die Tür mit lautem Knall zuschlägt. Dann wird es im Idealfall schlagartig still, und alle fangen wieder an, konzentriert zu arbeiten. Den Knall übernimmt beim Kammerflimmern am besten ein sogenannter Defibrillator, der einen starken Stromschlag erzeugt, mit dem sich die wirre Erregung der Herzmuskelzellen stoppen lässt. Im besten Fall sind sie dann wieder in der Lage, die Anweisungen des Reizleitungssystems zu befolgen und ihre geordnete Arbeit wiederaufzunehmen.

Defibrillatoren[33] gibt es mittlerweile keinesfalls mehr nur in Krankenhäusern und Rettungswagen, sondern auch an vielen öffentlichen Plätzen, in Bahnhöfen und Schwimmbädern. Wer jemals in die unschöne Lage kommt, auf der Straße oder am Beckenrand vor einem pulslosen Menschen zu stehen, sollte keine Zeit verlieren, sondern dem Kranken das Gerät schnellstmöglich auf die Brust setzen und beherzt auslösen. Wer sich traut, rettet wahrscheinlich ein Leben!

....

33 Siehe dazu ausführlicher ab Seite 172: »Quit playing games with my heart«.

QUIT PLAYING GAMES
WITH MY HEART

Stell dir vor, du gehst die Straße entlang, und ein paar Meter vor dir liegt bewegungslos ein Mensch im Schmutz. Eigentlich solltest du sofort hineilen und schauen, ob alles in Ordnung ist und ob du helfen kannst. Schläft da jemand einfach nur seinen Rausch aus oder ist vielleicht eine Krankheit dafür verantwortlich, dass er mit der Straße kuschelt? Oft werden unterzuckerte Menschen mit Betrunkenen verwechselt. In beiden Fällen sollte man unbedingt helfen. Braucht die Person einen Notarzt oder nur Hilfe beim Aufstehen? Die Antwort erfahren wir nur, wenn wir uns ein Herz nehmen, denjenigen ansprechen und Hilfe anbieten.

Doch die häufigste Reaktion ist leider, dass Menschen, die in eine solche Situation geraten, möglichst unauffällig die Straßenseite wechseln, nach dem Motto: Was ich nicht weiß, macht mich nicht heiß. Woran liegt das? Um das zu klären, hat die Fakultät für angewandte Psychologie in Heidelberg das »Helferverhalten« von Passanten in offensichtlichen Notsituationen eingehend untersucht. Mit erschreckendem Ergebnis. Der erste Schauplatz war ein Supermarkt. Dort filmten Studenten heimlich, wie Leute reagieren, wenn in ihrer Nähe die Einkaufstüte eines anderen Kunden platzt und Brot, Obst, Konserven und Joghurtbecher über den Boden kullern.

Andere Studenten beobachteten, wie viele Menschen bereit sind, einer Rollstuhlfahrerin beim Einsteigen in die S-Bahn zu helfen. Und in einer dritten Situation bediente sich eine Gruppe eines scheinbar kranken Lockvogels, um das Helferverhalten bei medizinischen Notfällen zu untersuchen. Einmal setzten sie den Schauspielpatienten auf eine Bank in einer Fußgängerzone, ein andermal krümmte er sich scheinbar schmerzgeplagt vor einem Bahnhof. Die Situation war bewusst weder ekelerregend, noch wirkte sie für einen potentiellen Helfer in irgendeiner Weise gefährlich. Dennoch war sie in beiden Fällen »eindeutig als Notsituation erkennbar«[34], so der Leiter der Studie.

Die Studenten notierten, wie viele Menschen achtlos vorbeigingen und befragten diejenigen, die tatsächlich spontan zu Hilfe eilten nach ihrem Alter und vor allem nach den Beweggründen ihres Handelns. Die häufigste Antwort war, es sei doch selbstverständlich zu helfen. So selbstverständlich war das für einen Großteil der Passanten offensichtlich nicht. Einige schimpften sogar lautstark, der vermeintlich Kranke würde ihnen den Weg versperren.

Diese Feldstudie wurde über mehrere Wochen durchgeführt. In dieser Zeit boten ganze 94 Menschen dem scheinbar Hilfsbedürftigen ihre Unterstützung an, während unglaubliche 6924, die ihn deutlich gesehen hatten, tatenlos vorbeigingen. Ein erschreckendes Ergebnis! Was veranlasst Menschen, einen offensichtlich Notleidenden einfach zu ignorieren?

Dazu gibt es mehrere Theorien. Eine gibt dem sogenannten Bystander-Effekt die Schuld. Demnach neigen

....

34 Die Probanden hielten sich beispielsweise den Bauch, stöhnten und krümmten sich vor Schmerzen.

Menschen umso eher dazu, eine Notfallsituation zu verharmlosen, je mehr andere Personen anwesend und potentielle Zeugen sind. Dieses Phänomen kenne ich selbst auch. Denn es ist noch gar nicht lange her, da hat mich meine Mutter, kaum dass ich mit ihr am Berliner Hauptbahnhof aus dem Zug gestiegen war, heftig an der Schulter gerüttelt. »Da liegt jemand!«, rief sie erschrocken. Ich schaute den Bahnsteig entlang und sah tatsächlich einen Mann auf dem Boden liegen. Er rührte sich nicht. Und es war alles andere als wahrscheinlich, dass er sich da nur ausruhte.

In unmittelbarer Nähe befanden sich schätzungsweise 300 Menschen, eher mehr, und alle schauten neugierig, aber keiner rührte einen Finger. Ich war tatsächlich der Einzige, der etwas unternahm. Als ich mich zu dem offensichtlich Notleidenden hinunterbeugte, hörte ich sogar, wie hinter meinem Rücken jemand verächtlich ausstieß: »Der ist doch eh nur besoffen!« Womit er zwar nicht ganz unrecht hatte, denn betrunken war der Mann ohne Zweifel, aber ganz klar war er auch gestürzt. Und hatte sich dabei verletzt, also benötigte er Hilfe.

Während meine Mutter und ich mit dem Verletzten beschäftigt waren, kam eine Frau dazu, die ebenfalls ihre Unterstützung anbot. Und dann erlebten wir plötzlich eine wahre Welle der Hilfsbereitschaft. Das ist für solche Situationen typisch. Denn bis zu dem Moment, in dem endlich jemand die Initiative ergreift, spielen die anderen Augenzeugen das Geschehen gerne herunter. Schuld ist eine Art Selbstberuhigungseffekt nach dem Motto: »Wenn die Situation wirklich schlimm wäre, hätte bestimmt schon jemand geholfen.«

Und noch ein weiteres Phänomen, das vermutlich jeder kennt, spielt eine entscheidende Rolle: die sogenannte Verantwortungsdiffusion. Ich habe einmal ein Jahr lang in

Wien in einer Männer-WG mit fünf Mitbewohnern zusammengelebt. Da stapelten sich in der Küche oft benutztes Geschirr und Besteck bis unter die Decke. Das gefiel zwar keinem von uns, aber niemand fühlte sich dafür zuständig. Unbewusst teilten wir die Verantwortung für das Chaos unter uns auf, das nennt man Verantwortungsdiffusion. So lange niemand den ersten Schritt tut, warten die anderen lieber erst mal ab. Bis es plötzlich neue sechsbeinige Untermieter gibt, die keine Miete zahlen und auf dem Geschirr blühende Landschaften wachsen.

Ein ganz häufiger Grund, warum Menschen nicht helfen, ist schlicht, dass sie Angst haben, die Situation durch ihr Eingreifen nur noch schlimmer zu machen, also aus Angst vor Versagen oder Blamage. Das kann ich sogar gut verstehen. Mir selbst ist es schon ähnlich ergangen. Ich erinnere mich an die erste Wiederbelebung meines Lebens. Ich war damals 15 Jahre alt und stand am frühen Abend am Bahnhof in Hannover, an Gleis 4. Ich war auf dem Bahnsteig fast ganz allein und wartete auf meinen Zug. Da ertönte plötzlich eine Durchsage: »Sollte sich ein Arzt im Bahnhof befinden, möge er bitte schnellstmöglich zu Gleis 4 kommen!«

Ich war zwar kein Arzt, aber irgendwie fühlte ich mich dennoch angesprochen. Verstohlen blickte ich mich um. Tatsächlich lag knapp 50 Meter neben mir eine ältere Frau auf dem Boden. Mit dem Gesicht nach oben zwar, aber vollkommen regungslos. Himmel, was sollte ich nur tun? Ich war ja fast der Einzige, der helfen konnte, also ging ich notgedrungen auf sie zu. Mein Herz pochte wie ein Presslufthammer, meine Beine schienen aus Gummi, und ich wurde immer langsamer. Lieber Gott, lass einen Arzt kommen! Ich drehte mich um, aber niemand näherte sich.

Inzwischen war ich bei der Frau angekommen und schaute sie bestimmt zehn Sekunden ängstlich an, ohne einen

Finger zu rühren. Ihr Gesicht war bleich, fast wie Wandfarbe, ihr Mund leicht geöffnet. Alle paar Sekunden zuckten ihre Lippen, wie bei einem Fisch auf dem Trockenen. Ich war komplett hilflos, schaute mich wieder und wieder um. Noch immer kein Mensch zu sehen, der mir helfen könnte.

Da gab ich mir endlich einen Ruck, atmete tief durch und versuchte, mich an das zu erinnern, was ich im Erste-Hilfe-Kurs gelernt hatte. Schließlich hatte ich eine solche Situation schon trainiert, wenn auch nur an einer Puppe. Jetzt an einen echten Menschen Hand anzulegen war die bis dahin wohl größte Herausforderung meines Lebens. Ich sprach die Frau an und rüttelte an ihrer Schulter. »Ha-Hallo, können Sie mich hören?« Keine Reaktion. »HALLO?«, rief ich nun mit mehr Nachdruck und schüttelte kräftiger. Nichts. Sie war bewusstlos. Wie ich es gelernt hatte, überprüfte ich Atmung und Puls. Keine Atemgeräusche, kein tastbarer Puls.

Puh! Also dann los! Ich startete mit zwei Mund-zu-Nase-Beatmungen, dann begann ich mit der Herzdruckmassage.[35] KNACK! Die erste Rippe war gebrochen. Ich entschuldigte mich und machte weiter. Nach vier Zyklen kontrollierte ich wieder Atmung und Puls. Noch immer nichts! Also weiter. Und schon wieder. KNACK! Zweite Rippe gebrochen. Dieses Mal sparte ich mir die Entschuldigung.

Während des dritten Durchgangs kam ein Mann mit einem Eis auf uns zu geschlendert. »Hallo, ich bin Arzt. Was haben wir denn hier?«, fragte er gelassen.

»Na, wonach sieht's denn aus?«, blaffte ich gestresst zurück. »Bitte helfen Sie mir!«

....

35 Damals habe ich noch gelernt, dass ein Zyklus aus 15 Mal drücken und zwei Mal beatmen sinnvoll ist. Mittlerweile gibt es aber andere Vorgaben, die ich dir später noch erkläre.

Er nickte bedächtig und stellte den Eisbecher auf den Boden.

»Können Sie die Beatmung übernehmen?«, bat ich ihn. Er nickte stumm. So reanimierten wir für wenige Minuten, die mir aber wie Stunden erschienen. Nach dem geschätzt zwanzigsten Zyklus hörte ich endlich die Sirene eines Rettungswagens. Und plötzlich konnte ich wieder einen Puls tasten. Auch die Atmung kam zurück, zwar flach, aber nicht zu überhören. Behutsam brachten wir die alte Dame in die stabile Seitenlage, da tauchten auch schon die Rettungssanitäter bei uns auf.

So deutlich wie an diesem Abend habe ich die Angst vor dem eigenen Versagen nie wieder gespürt. Und nie werde ich vergessen, wie sehr sie mich lähmte, ja, für einen Moment geradezu überwältigte. Heute weiß ich: Es ist total normal, dass man in einer ungewohnten Stresssituation Angst hat und sich unsicher fühlt. Das kann man aber nur überwinden, indem man sich der Herausforderung stellt. Und im Zweifel ist nicht ganz das Richtige zu unternehmen immer noch besser, als gar nichts zu tun. Einen Notleidenden einfach sich selbst zu überlassen geht gar nicht! Das gilt vor allem bei Herzstillstand. Denn was kann in dieser Situation schlimmer sein als der Tod? Ein paar bei der Wiederbelebung gebrochene Rippen? Ganz sicher nicht. Gerade bei älteren Menschen brechen Rippen sehr leicht. Das muss man notgedrungen in Kauf nehmen.

Deshalb: Wenn deine Hilfe benötigt wird, dann nimm all deinen Mut zusammen und hilf! Und zwar sofort!

Dabei kann dir eine Zahl helfen: 110. Das ist nämlich nicht nur der Notruf der Polizei, sondern eine Tempoangabe, die für einen mit der Wiederbelebung Unerfahrenen sehr hilfreich ist. Seit meinem damaligen Bahnhofserlebnis hat die American Heart Association die Richtlinien für die Laienreanimation nämlich geändert, und diese Verhaltensempfehlungen wollen wir jetzt einmal gedanklich durchgehen. Stell dir vor, du bist in der gleichen Situation wie ich damals auf dem Bahnhof. Du gehst – hoffentlich entschlossener als ich – auf einen Menschen zu, der deine Hilfe braucht. Das Erste, was du jetzt feststellen solltest: Ist der Kranke bei klarem Bewusstsein? Falls ja, reicht oft ein Gespräch, um herauszufinden, was weiter zu tun ist. Betroffene erklären nämlich in der Regel ganz von selbst, wo bei ihnen der Schuh drückt.

Ist dein Patient nicht bei Bewusstsein und zeigt keine Lebenszeichen, dann sorg so schnell wie möglich dafür, dass ein Notruf abgesetzt wird. Befindest du dich auf einem öffentlichen Platz, ist mittlerweile häufig irgendwo in der Nähe ein Laien-Defibrillator installiert. Dann bitte jemanden, ihn zu holen. Kontrolliere inzwischen die Atmung. Das erledigst du am besten, indem du dich neben dem Betroffenen auf den Boden kniest und das Ohr mit Blickrichtung zu den Füßen über Mund und Nase hältst. Dann kannst du auf deiner Wange die Atmung spüren und gleichzeitig beobachten, ob sich der Brustkorb hebt und senkt.

Atmet der Bewusstlose, bringe ihn vorsichtig in die stabile Seitenlage. Früher lernte man in Erste-Hilfe-Kursen, wie man das in fünf Schritten bewerkstelligt, heute wird eher eine Drei-Schritt-Methode empfohlen. Doch nach meiner Erfahrung verwirrt das die meisten Hilfsbereiten eher. Besser ist, sich zu merken, wozu die Seitenlage eigentlich gut ist, dann erklärt sie sich im Grunde ganz von selbst. Entscheidend ist ja, dass sie die Atmung sicherstellt. Denn Bewusstlose übergeben sich oft, und in der Seitenlage kann das Erbrochene einfach aus dem Mund laufen und nicht etwa in die Luftröhre gelangen.

Ist keine Atmung zu spüren, musst du sofort mit der

Wiederbelebung beginnen. Jetzt wäre es hilfreich, einen Defibrillator zur Verfügung zu haben. Der ist so konstruiert, dass ihn auch absolute Laien anwenden können. Dazu gibt er optische Anweisungen über ein Display oder Befehle über einen Lautsprecher und erklärt genau, wie du mit ihm umgehen musst. Dabei überprüft er auch selbst, ob der Betroffene geschockt oder reanimiert werden muss. Ist aber kein solches Gerät in der Nähe, bist du selbst gefordert.

Den Puls brauchst du nicht mehr zu kontrollieren, viel-

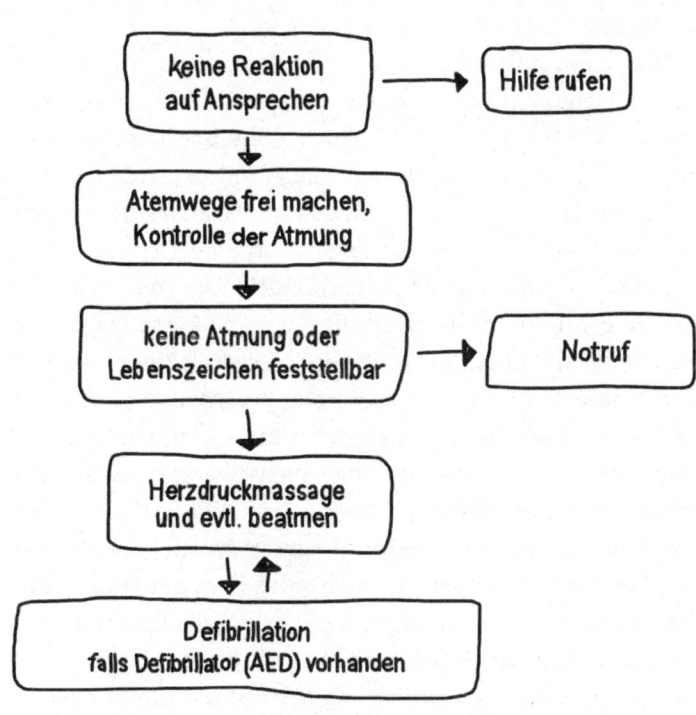

Reanimations-Abfolgeschema

mehr kannst du getrost davon ausgehen, dass bei fehlender Atmung auch das Herz stillsteht. Nach den neuen Richtlinien der American Heart Association darfst du bei der Reanimation ruhig auf die Beatmung verzichten. Das ist sehr angenehm, weil du sicher nicht gern deinen Mund auf das Gesicht einer möglicherweise verdreckten, in jedem Fall dir aber völlig fremden Person presst. Es hat sich nämlich herausgestellt, dass es viel mehr bringt, permanent zu drücken und damit den Blutkreislauf in Gang zu bringen und gegebenenfalls aufrechtzuerhalten, als die sinnvolle Tätigkeit immer wieder für gar nicht so wichtige Atemspenden zu unterbrechen.

Die Sauerstoffreserven im Blut reichen nämlich ohne weiteres ein paar Minuten aus, und dann sind meist schon geschulte Rettungssanitäter vor Ort, die übernehmen können. Außerdem ist die Herzmassage für jemanden, der so etwas noch nie gemacht hat, schon Herausforderung genug. Aber wie sollst du nun genau vorgehen?

Als Allererstes machst du den Oberkörper frei. Also nicht deinen eigenen, sondern den des armen Menschen, der da hilflos vor dir liegt. Jacke öffnen, Hemd aufknöpfen, Pulli und T-Shirt hochziehen, bis du das Brustbein siehst. Dann suchst du den Druckpunkt. Bei den meisten Menschen liegt der mittig zwischen den Brustwarzen. Aber was, wenn ein voluminöser Kerl vor dir liegt, bei dem dich diese »between-the-nipples-Methode« zum Bauchnabel führen würde? Dann ertastest du, auch mittig, an der Unterkante des Brustbeins dessen Spitze. Hast du sie als Rechtshänder gefunden, legst du Zeige- und Mittelfinger der linken Hand darauf. Und auf die beiden Finger kommt dann der rechte Handballen. Linkshänder machen es logischerweise umgekehrt.

Nun geht es um die Geschwindigkeit, mit der du drücken

solltest. Und da kommt wieder die 110 ins Spiel. Denn zwischen 100 und 120 Mal in der Minute ist optimal. Einen derart flotten Takt aufrechtzuerhalten, ist auf Dauer gar nicht so leicht, und deshalb scheint es ein wunderbarer Zufall zu sein, dass der Rhythmus von Liedern wie »Staying alive« von den Bee Gees, »Quit playing games with my heart« von den Backstreet Boys oder mein Lieblingsreanimationslied »Highway to Hell« von AC/DC genau auf 100 bis120 Schläge in der Minute kommen. Wobei »Staying alive« ja wie die Faust aufs Auge passt. Für Traditionalisten funktioniert aber auch der Radetzky-Marsch. Also im Kopf mitsingen, aber bloß nicht laut, denn dann ist dir der Hass der Umstehenden gewiss!

Kommen wir zum nächsten Punkt: der richtigen Drucktiefe. Eine Reanimation ist anstrengend. Denn selbst ohne gebrochene Rippen ist es eine echte Knochenarbeit, über einen längeren Zeitraum die Aufgabe des Herzens zu übernehmen. Verrückt, dass dieses kleine Kerlchen das sonst ganz alleine schafft, oder? Damit du das Herz durch Haut und Brustkorb auch wirklich zusammendrückst, muss die Drucktiefe schon drei bis fünf Zentimeter betragen. Wenn du alles richtig machst, verliert das Gesicht des Patienten meist ziemlich schnell seine bleiche Farbe und wird allmählich wieder rosig. Brichst du allerdings bei den ersten drei Pumpversuchen fünf Rippen, drückst du wahrscheinlich zu fest. Die optimale Drucktiefe unterscheidet sich von Mensch zu Mensch. Grundsätzlich kann man sagen, dass man bei kleinen, eher zarten Hänflingen viel weniger kräftig pressen muss als bei 150-Kilo-Bodybuildern.

Zum Schluss das Allerwichtigste: Hör mit der Herzmassage erst auf, wenn eine andere Person deinen Posten übernimmt oder du einer akuten Gefahr ausweichen musst. Als Rettungssanitäter habe ich nämlich schon oft erlebt, dass die Ersthelfer, sobald sie das Martinshorn des Notarztwagens hören, sofort ihre Bemühungen einstellen. Das kann alle vorherigen Erfolge zunichtemachen. Also so lange weiterdrücken, bis das jemand anderes tut!

Am besten übst du den Ablauf in einem Erste-Hilfe-Kurs. Derlei Veranstaltungen werden regelmäßig angeboten und sind nicht teuer. Aber auch hier gilt: Übung macht den Meister. Eine Erste-Hilfe-Unterweisung, die vor 30 Jahren eher widerwillig für den Führerschein absolviert wurde, ist meist keine große Hilfe mehr. Aus eigener Erfahrung weiß ich: Wer in Erster Hilfe fit ist, kann viel selbstbewusster und entspannter durchs Leben gehen, denn er muss keine Angst haben, dass eine Notfallsituation ihn überfordern könnte.

Vor kurzem unterhielt ich mich mit einem Jungen, der im Grundschulalter seinen Vater bewusstlos im Wohnzimmer gefunden hatte. Ohne zu zögern setzte er einen telefonischen Notruf ab und lief danach zum Arzt, der seine Praxis zum Glück nur ein paar Häuser weiter hatte, um ihn zu Hilfe zu holen. Dann ging alles ganz schnell: Der Notarztwagen kam und kurz darauf sogar ein Rettungshelikopter, der den Vater ins nächste Krankenhaus transportierte. Dort stellte sich dann heraus, dass der Mann einen schweren Schlaganfall erlitten hatte. Ohne das beherzte Eingreifen des Jungen wäre er zweifellos gestorben. Ein echter Held!

MOTORSCHADEN

Ein Motor geht irgendwann kaputt. Ist zu diesem Zeit-punkt die Karosserie noch in Schuss, bekommt man in der Werkstatt meist einen Austauschmotor eingebaut. Wenn unser Herz in seiner Leistungsfähigkeit immer mehr nachlässt und schließlich ganz aufgibt, passiert et-was ganz Ähnliches. Nur ist dann die Werkstatt ein Ope-rationssaal und der Mechaniker ein Herzchirurg, der ein Austauschherz einsetzt. Dieser Eingriff, besser bekannt als Herztransplantation, wurde 1969 zum ersten Mal erfolg-reich durchgeführt und ist mittlerweile zur Routineopera-tion geworden. Im Jahr 2014 wurden in Deutschland fast 300 kranke Herzen durch ein Spenderorgan ersetzt. In der Regel funktioniert das, wie der Austauschmotor, einwand-frei.

Doch wie kommt man zu einem solchen Spenderher-zen? Schließlich kann man es ja nicht einfach bei einem Händler bestellen. Ein Arzt kann das zwar, aber fatalerwei-se sind Herzen ein rares Gut, und der Bedarf ist weit höher als das Angebot. Deswegen kann nicht jeder Herzkranke sofort ein Spenderorgan erhalten. Und keineswegs jedes von einem Toten stammende Herz passt. Beispielsweise muss die Blutgruppe zwischen Spender und Empfänger übereinstimmen, und Körpergröße sowie Gewicht dürfen nicht mehr als 15 Prozent voneinander abweichen.

Aber um überhaupt auf die Liste möglicher Empfänger

zu kommen, müssen bestimmte Kriterien erfüllt sein. Vor allem muss die Transplantation dringend erforderlich sein. Das ist beispielsweise der Fall, wenn die verabreichten Medikamente nicht mehr helfen und eine höhere Dosierung ausscheidet oder wenn die bisherige Therapie trotz aller Bemühungen keine Fortschritte mehr macht. Und schließlich müssen andere Eingriffe am Herzen wie eine Bypassoperation[36], das Einsetzen eines Stents[37] oder eine Herzklappenkorrektur aus irgendwelchen Gründen nicht mehr möglich oder nicht sinnvoll sein. Und weil diese Voraussetzungen bei vielen Herzkranken vorliegen, warten sie oft Jahre auf ein Spenderorgan. Kann ein Patient nicht so lange warten, ohne akut vom Tod bedroht zu sein, setzt man ihm manchmal statt eines lebenden Herzens übergangsweise eine künstliche Herzpumpe ein.

Wobei »übergangsweise« ein dehnbarer Begriff ist, denn neuere Geräte eignen sich durchaus für einen Einsatz über längere Zeit. Das war nicht immer so. Ältere Modelle von Kunstherzen waren deutlich verschleißanfälliger, was unter anderem daran lag, dass man die Ersatzpumpen früher so baute, dass sie die Pumpfunktion eines kompletten Herzens imitierten. Mittlerweile nutzt man aber häufig einfachere Geräte, die etwa nur noch der linken Herzkammer bei ihrer Tätigkeit helfen – sogenannte Linksherzunterstützungssysteme. Dazu verabreicht man dem Patienten blutverdünnende Medikamente, die die Fließeigenschaften seines Blutes verbessern.

Bei besonders unregelmäßigem Herzschlag reicht oft auch schon die Implantation eines automatischen Defibrillators, der dem Herzen im Notfall selbsttätig einen Strom-

....

36 Überbrückung von beispielsweise Gefäßengstellen.
37 »Gitterrohr«, das Blutgefäße von innen stützt und offen hält.

schlag versetzt und es so dazu bringt, wieder rhythmisch vor sich hin zu schlagen.

Wer schließlich ein neues Herz erhalten hat, sollte sich darüber aufrichtig freuen und das Organ in seinem »zweiten Leben« sorgfältig behandeln. Es gibt jede Menge romantischer Komödien, in denen der Empfänger eines Spenderherzens sich als die große Liebe der trauernden Witwe des Spenders herausstellt. Vielleicht sind diese Filme nicht besonders realistisch, aber ein neues Leben, vielleicht ein richtiger Neuanfang kann so ein Herz auf jeden Fall bedeuten. Dem Herzempfänger bleiben höchstwahrscheinlich noch viele schöne Jahre, die er mit leckerer mediterraner Küche, mit Liebe, Spaß und Glück ausfüllen kann. Mit einem lebendigen, immer pochenden Herzen.

BETTSPORT FÜRS HERZ

ALLES ÜBER EIN STARKES IMMUNSYSTEM, VIEL SEX UND WAS DAS MIT DEM HERZEN ZU TUN HAT

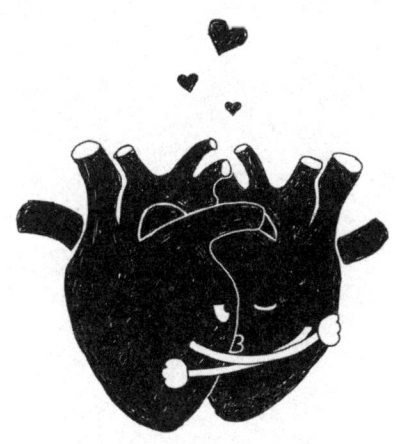

DER SÜNDIGE WEG ZUM GESÜNDEREN HERZEN

Ein von Kerzen beleuchteter Raum, im Hintergrund läuft »Let's get it on« von Marvin Gaye. Die Vorhänge sind zugezogen, auf einem Tisch zwei leere Weingläser. Ein schnulziges Stillleben, dessen unschuldiges Arrangement um ein paar hastig ausgezogene Kleidungsstücke ergänzt wird. Da liegt eine Hose, daneben ein Hemd, einen Meter weiter ein schwarzer Slip. Hoffentlich liegen irgendwo auch noch die Socken.

Folgt man dieser Kleiderspur, gelangt man zu einem Paar beim intensiven Training. Was hier gerade praktiziert wird, macht nämlich nicht nur ziemlich viel Spaß, sondern ist sehr gut fürs Herz, für unser Immunsystem, Wohlbefinden und Fitness. Ein Ganzkörper-Herztraining, das deutlich angenehmer ist, als jeden Tag bei Wind und Wetter durch die Nachbarschaft zu joggen. Mit sportlicher Anstrengung verbinden die meisten Menschen nicht gerade Spaß. Beim Wort »Sport« denken viele zuerst einmal an Schinderei und Schweiß, womit sie schlagartig die Lust verlieren, sich weiter damit zu beschäftigen.

Nicht einfach, diese Barrikade aus dem Kopf zu bekommen. Doch ich glaube, ich habe eine Alternative gefunden, und die heißt Sex! Der hat zwar bisweilen auch mit Anstrengung und Schweiß zu tun, trotzdem ist fast jeder wild darauf, und was das Beste ist: Jedes Mal, wenn wir zu zweit in die Kiste springen, tun wir unserer Gesundheit einen Riesengefallen. Also: je öfter, desto besser!

Häufiger Sex bietet uns nämlich eine famose Möglichkeit, Stressabbau und körperliche Ertüchtigung unter einen Hut zu bringen und dabei auch noch eine Menge Spaß zu haben. Zusätzlich schützen uns die dabei ausgeschütteten Hormone vor einer ganzen Reihe von Erkrankungen. Tatsächlich hat eine Studie ergeben, dass geschlechtlich aktive Menschen signifikant weniger tödliche Herzattacken erleiden als Sexmuffel. Schon eine zärtliche Berührung lässt die ersten Hormone fliegen, und das steigert sich bis hin zu einem regelrechten Hormonfeuerwerk beim Orgasmus, in dessen Verlauf über 50 Botenstoffe ausgeschüttet werden. Hier sind die wichtigsten.

Oxytocin – das Kuschelhormon

Oxytocin ist eine der spannendsten Substanzen, die unser Körper zu bieten hat. Es wird nicht nur bei Frauen vor der Geburt und beim Stillen, sondern auch bei Verliebten ausgeschüttet, weshalb man es auch als Kuschel-Hormon bezeichnet. Wird es in die Blutbahn abgegeben, bindet es sich an spezielle Rezeptoren in der Wand diverser Zellen, und je nach Art der Gewebe, zu denen diese Zellen gehören, löst es unterschiedliche Effekte aus.

Der Name leitet sich vom griechischen Wort »oxytokos« ab, was so viel bedeutet wie »schnell gebärend«. Oxytocin bewirkt nämlich, dass sich die Muskulatur der Gebärmutter gegen Ende der Schwangerschaft krampfartig zusammenzieht und löst so die Wehen aus. Deshalb benutzt man es auch als Medikament, mit dem man die Wehen, falls nötig, künstlich einleitet. Dockt Oxytocin an Rezeptoren in der weiblichen Brustdrüse an, beginnt hier die Milch einzuschießen. Stillt eine Mutter anschließend ihr Kind, hat das Hormon auf beide eine beruhigende Wirkung und stärkt so das gegenseitige Bindungsgefühl, denn auch der kindliche Organismus schüttet beim Saugen an der Mutterbrust das Kuschel-Hormon aus.

Oxytocin hat aber nicht nur Auswirkungen auf die Mutter-Kind-Beziehung, sondern fördert möglicherweise auch die Bindung zwischen Ehepartnern. Allerdings konnten Wissenschaftler diesen Effekt bislang erst bei Nagetieren, genauer gesagt bei Präriewühlmäusen, eindeutig belegen. Die wechseln im Laufe ihres Lebens nämlich nur sehr selten den Partner, während die ihnen ansonsten sehr ähnlichen Bergwühlmäuse in dieser Hinsicht total hemmungslos sind.

Den Forschern fiel auf, dass Präriewühlmäuse im Blut nicht nur deutlich mehr Oxytocin als ihre umtriebigen Verwandten haben, sondern dass sich auch die Verteilung der zugehörigen Rezeptoren im Körper auffallend unterscheidet. Sie vermuteten daher, dass das Hormon für die Treue der Tiere verantwortlich sein könnte. Daraufhin verabreichten sie den treuen Mäusen einen Oxytocin-Antagonisten, also einen Gegenspieler, der seine Wirkungen blockiert. Und prompt verabschiedeten sich die bis dahin so anhänglichen Mäusepärchen voneinander, suchten sich andere Objekte der Begierde und paarten sich fröhlich wild durcheinander. Kurz: Mit ihrer Treue war es aus und vorbei.

Lässt sich das Ergebnis dieses Experiments auch auf uns Menschen übertragen? Um das herauszufinden, ließ ein Züricher Forscher in einer vielbeachteten Studie 49 Probanden eine Art Monopoly mit klar verteilten Rollen – einerseits Investoren und andererseits Geldempfänger – spielen. Nun wurde der Hälfte der Investoren ein Oxytocin-Nasenspray verabreicht, der anderen Hälfte dagegen ein Spray ganz ohne Wirkstoff. Prompt begannen die Teilnehmer der Oxytocin-Gruppe, sich hemmungslos untereinander zu paaren ... Nein, das ist natürlich Quatsch. Aber das Hormon zeigte dennoch eine deutliche Wirkung: Denn diejenigen Investoren, die es erhalten hatten, waren plötzlich bereit, deutlich mehr Geld in die Empfänger zu investieren als diejenigen der Kontrollgruppe. Das Ganze funktionierte aber nur, wenn sie mit ihrem Gegenüber »face to face« verhandelten. Geschah das Ganze über einen Computer, also gleichsam anonym, gab es zwischen den Oxytocin- und den Nicht-Oxytocin-Investoren keinen Unterschied.

Das Kuschel-Hormon unterstützt bei uns also offenbar die Bereitschaft, anderen Menschen zu vertrauen, steigert also gleichsam unsere soziale Kompetenz. Es scheint uns tatsächlich zu liebenswerteren Menschen zu machen. Und zu gesünderen dazu, denn es verbessert nachweislich auch die Wundheilung und senkt den Blutdruck. Ein toller Allrounder, und dazu noch ein probates Mittel, um uns zu beruhigen und Stress abzubauen. Am besten bei fröhlichem Sex.

Dopamin –
die Belohnungsdroge

Hach, schön! Ein kühles Bier in der Hand und im Mund eine Zigarette, sitze ich neben dem glühenden Grill und genieße den verführerischen Duft der darauf brutzelnden Steaks. Die Sonne scheint von einem wolkenlosen Himmel, eine milde Brise umweht mich, und ich bin dabei, so richtig schön die Seele baumeln zu lassen. So muss sich Urlaub anfühlen. Bald wird es leckeres, wenn vielleicht auch nicht sehr gesundes Essen geben, und das Bier in meiner Hand bleibt an diesem Abend sicher auch nicht das einzige. Doch halt mal. Warum machen Alkohol, Zigarettenrauch und ungesundes Essen eigentlich glücklich? Schließlich schaden wir uns damit, und das wissen wir auch.

In solchen Momenten wird mir immer wieder klar, dass mein Körper eigentlich der eines wilden Tieres ist. Ich bin mir zwar vollkommen bewusst, dass ich meinem Organismus gerade alles andere als einen Gefallen tue, doch das ändert nichts daran, dass der die Belohnung dankbar annimmt. Und zwar deshalb, weil spezielle Drüsen in solchen Momenten, ohne, dass wir davon das Geringste mitbekommen, einen Stoff ausschütten: Dopamin, allgemein bekannt als unser Belohnungshormon. Das durchflutet unser Inneres immer dann, wenn wir uns scheinbar etwas Gutes tun, etwa in einen knackigen Apfel beißen, ausgiebig shoppen gehen oder eine Zigarette genießen. Je nachdem, was wir als wohltuend empfinden.

Wird Dopamin ausgeschüttet, sorgt es für ein sehr angenehmes Belohnungsgefühl und schenkt uns wohlige Zufriedenheit. Schade, dass so viele Dinge, die dieses Gefühl bei uns auslösen, so ungesund sind. Umso besser, dass Dopamin auch beim Sex, und da vor allem beim Orgasmus, in Strömen fließt. Gar nicht so blöd, denn unser Vergnügen unter der Decke dient ja nicht zuletzt der Arterhaltung. Oder anders gesagt: Dopamin sorgt dafür, dass wir nicht aussterben. Das hat die Evolution echt schlau eingerichtet. Ist in unserem Blut dagegen zu wenig von dem Belohnungshormon unterwegs, kann das Depressionen begünstigen.

Neben dem Dopamin ist aber auch noch ein anderes Hormon, das Noradrenalin, maßgeblich an unserem Glücksempfinden beteiligt. Das ist eine Vorstufe des Adrenalins und wird im Körper aus Dopamin gebildet. Wird es von der Nebenniere in größeren Mengen ins Blut abgegeben, können wir uns besser konzentrieren, sind weder müde noch hungrig und empfinden kaum Schmerzen. Psychopathen sagt man nach, sie wären eigentlich immer auf der Suche nach dem Dopamin-Belohnungs-Rausch. Demnach sind Liebe und Geisteskrankheit, biochemisch gesehen, ziemlich eng miteinander verwandt. Eigentlich auch kein Wunder.

Adrenalin –
der Aufputscher

Da steht sie vor uns, die Person unserer Begierde. Es hat gefunkt, wir stehen voll unter Strom. Unser Herz beginnt schneller und kräftiger zu klopfen, wir strotzen vor Energie, nichts und niemand kann uns aufhalten. Schuld daran ist Adrenalin, ein in der Nebenniere gebildetes Stresshormon, das uns in Sekundenbruchteilen kampf-, aber auch fluchtbereit macht. Wenn wir, was ja zum Glück nicht allzu oft vorkommt, von einem hungrigen Löwen gejagt werden, ist es das Adrenalin, das uns so schnell rennen lässt wie Forrest Gump, und wenn wir angegriffen werden, schenkt es uns eine Kraft und Entschlossenheit, die wir uns selbst nicht zugetraut hätten.

Unter dem Einfluss von Adrenalin können Verfolgte plötzlich riesige Steine beiseite räumen, die sie sonst keinen Zentimeter bewegt hätten, und rennend Strecken zurücklegen, nach deren Hälfte sie sonst halbtot zusammengebrochen wären. Witzigerweise passiert etwas Ähnliches, wenn wir unserem angebeteten Schwarm gegenüberstehen, ja sogar, wenn wir nur an ihn denken. Dabei erweitert das Adrenalin die Bronchien, damit wir besser Luft bekommen und die Pupillen, damit wir besser sehen. Adrenalin beschleunigt die Atmung, erhöht den Blutdruck und lässt ein gesundes Herz von einer Sekunde auf die andere kraftvoller und schneller schlagen, beim Sex sogar mehr als 120 Mal pro Minute. Für unser Herz-Kreislauf-System ist es also so etwas wie eine körpereigene Fitnessmaschine. Zudem erhöht dieses Aufputschmittel unseren Blutzuckerspiegel und damit unsere Power.

Für ein geschwächtes Herz kann es aber leider auch gefährlich werden, da Adrenalin das Organ in einer Stresssituation unter Umständen massiv überfordert. Wird das Hormon daher als Notfallmedikament überdosiert, kann es Durchblutungsstörungen am Herzen, eine Insuffizienz, einen Infarkt, ja, im schlimmsten Fall sogar einen plötzlichen Herzstillstand auslösen. Trotzdem wirkt der Adrenalinrausch auf viele Menschen so euphorisierend, dass sie danach förmlich süchtig werden. Das ist etwa bei Extremsportlern der Fall, die auf der Suche nach dem ultimativen Adrenalin-Kick immer waghalsigere Aktionen riskieren.

Serotonin – der Glücklichmacher

Serotonin ist unser Glückshormon par excellence, das bei uns für wohltuende Entspannung und Zufriedenheit sorgt. Zusätzlich stimuliert es unser Immunsystem und stärkt so unsere Abwehrkräfte. Unter Serotonineinfluss sind wir friedlich und sehen die Welt durch die berühmte »rosarote Brille«. Das macht man sich bei der Therapie von Depressionen zunutze, die nicht selten auf einen Serotonin-Mangel zurückzuführen sind. In einem solchen Fall verabreicht man sogenannte Serotonin-Wiederaufnahme-Hemmer, mit denen man den Körper daran hindert, einmal ausgeschüttetes Serotonin rasch wieder abzubauen. Auch am Glücksgefühl beim Sex ist es maßgeblich beteiligt. Gleichzeitig fördert es die Wundheilung, indem es kleinere Gefäße verengt und damit Blutungen vermindert. Glücklich zu sein ist also nicht nur einfach schön, sondern macht uns auch gesünder. Wenn das keine tolle Erkenntnis ist!

Testosteron – die Kraftquelle

Testosteron ist eines der wichtigsten Sexualhormone, denn es erhöht die geschlechtliche Erregung und sorgt für intensive Lustgefühle. Bei Männern und – in geringerem Maß – auch bei Frauen kreist davon immer eine gewisse Menge im Blut, die darüber entscheidet, ob und wie schnell wir gerade sexuell erregbar sind. Denn je gestresster ein Mensch ist, desto schwerer kommt er bei der Liebe in Fahrt. Dann kreist im Körper nämlich zu viel Cortisol, und dieses Stresshormon ist der mächtigste Gegenspieler des Testosterons. Hat aber dessen Blutkonzentration erst einmal das Übergewicht gewonnen, beginnt ein lustfördernder Kreislauf.

Denn das Hormon reguliert seine eigene Ausschüttung. Ist also von dem Lustmacher viel vorhanden, kurbeln Signale der Hirnanhangdrüse die Testosteronproduktion weiter an. Bei Männern sind es die sogenannten Leydig-Zellen in den Hoden, bei Frauen die Theka-Zellen in den Eierstöcken, die das Hormon produzieren. Dass Frauen weniger davon besitzen, liegt daran, dass bei ihnen ein Teil in das weibliche Geschlechtshormon Östrogen umgewandelt wird, das unter anderem die Brust wachsen lässt, den Knochenabbau hemmt und die Konzentration an gutem HDL-Cholesterin[38] erhöht. Bei Männern unterstützt das Testosteron den Muskelaufbau, es hilft bei der Fettverbrennung und senkt den

....

38 Siehe ab Seite 122: »Sollte der Osterhase vegan leben?«

Blutcholesterinspiegel. Was, wie wir gesehen haben, wirksam gegen Gefäßerkrankungen schützt.

Endorphin –
der Schmerzstiller

Endorphin ist unter den Botenstoffen, die beim Sex freigesetzt werden, quasi der Junkie. Das wird schon aus dem Namen deutlich, der so viel bedeutet wie »körpereigenes Morphin«. Und Morphin ist bekanntlich ein äußerst wirksames Schmerzmittel. Endorphin vermindert also das Schmerzempfinden und verbessert damit den Schlaf. In größeren Mengen schüttet unser Körper es aus, wenn wir lachen, etwas Leckeres essen oder intensiv Sport betreiben[39] – und natürlich beim Geschlechtsverkehr. Weshalb vor allem Männer danach nicht selten selig einschlummern.

Östrogen –
das Lusthormon

Das wichtigste weibliche Geschlechtshormon ist das bereits erwähnte Östrogen. Genau genommen muss man davon im Plural sprechen, denn es gibt mehrere Unterarten, die aber alle ähnliche Wirkungen haben. Vor allem nach dem Eisprung, also in der Phase der Fruchtbarkeit, sorgen sie dafür, dass Frauen mehr Lust auf Sex haben. Auch das ist im Sinne der Arterhaltung ein überaus sinnvoller Mechanismus.

Forscher haben Daten der Womens-Health-Initiative[40]

....

39 Siehe ab Seite 219: »Hüpf, Herz, hüpf«
40 Eine Reihe klinischer Studien zur Untersuchung von Gesundheitsproblemen älterer Frauen.

ausgewertet und dabei herausgefunden, dass Östrogene, speziell in der Menopause, also in der Zeit nach der letzten Menstruation, sogar Auswirkungen auf die Gelenke haben und von ihnen ausgehende Schmerzen hemmen. Die Endocrine Society (man kann den Namen in etwa mit »Hormongesellschaft« übersetzen) vermutet, dass dieser erfreuliche Effekt der entzündungshemmenden Eigenschaft der Östrogene zuzuschreiben ist. Die scheint zudem auch die Wundheilung zu unterstützen. Genau genommen beruht der Effekt darauf, dass Östrogene die Freisetzung eines Botenstoffes, des Cytokin MIF[41], in unserem Körper hemmen, einer Substanz, die massenhaft Entzündungszellen anlockt. Das funktioniert wie bei der Gentrifizierung: Ein blöder neureicher Kerl zieht in dein gemütliches kleines Viertel und sagt all seinen alten Schulfreunden in der Heimat Bescheid, wie toll es hier sei. Und schwupps, ist der Kiez voll mit diesen Typen und du kannst dir die Miete nicht mehr leisten, geschweige denn den Mocca Frappuccino im hippen Café an der Ecke.

Jetzt brauchst du die Gentrifizierungspolizei: das Östrogen. Hat es dafür gesorgt, dass die Menge des Cytokins MIF gering bleibt, fällt eine Entzündung weniger heftig aus. Das bedeutet jedoch zum Glück nicht, dass wir zur Steigerung des Östrogenspiegels immer eine medikamentöse Therapie benötigen. Die birgt nämlich einige Risiken, zum Beispiel eine erhöhte Brustkrebsgefahr, in sich. Viel besser als Medikamente, und dazu auf alle Fälle wesentlich vergnüglicher, ist möglichst häufiger Sex.

Bettsport bietet uns eine wirksame Möglichkeit, nicht nur körperliche Ertüchtigung und Stressabbau unter einen Hut

....

41 Macrophage Migration Inhibitory Factor

zu bringen, sondern unseren Körper durch die freigesetzten Botenstoffe auch besser zu schützen. Besonders gut wirkt dieser Cocktail, wenn wir unseren Sexualpartner wirklich lieben. Denn ohne echte Zuneigung bleibt beispielsweise die Oxytocin-Ausschüttung sehr niedrig. Optimal ist es also, wenn man nicht nur Sex hat, sondern im wahrsten Sinne des Wortes »Liebe macht«.

Doch wie jedes Arzneimittel hat auch Sex gewisse Risiken und Nebenwirkungen. Mal abgesehen von Bettunfällen à la Dieter Bohlen kann heftige geschlechtliche Betätigung bei einem bereits erkrankten Herz-Kreislauf-System auch kontraproduktiv wirken. So ist die häufigste Todesursache beim Liebesspiel der Schlaganfall, also eine Blutung im Gehirn. Denn wenn wir so richtig in Fahrt kommen, steigt der Blutdruck, und das halten vorgeschädigte Gehirngefäße nicht gut aus. Sex eignet sich also bestens, um einer Herz- oder Gefäßerkrankung vorzubeugen, kann aber ein bestehendes Leiden keinesfalls kurieren. Unser Immunsystem unterstützen unsere sexy Aktivitäten aber auf jeden Fall, und das senkt das Risiko für Entzündungen nicht nur im Herz- und Gefäßbereich, sondern im ganzen Körper. Also husch, husch, ab ins Bett!

DIE (FAST) UNSCHLAGBARE KÖRPERARMEE

Egal, wo wir uns bewegen, die Biester folgen uns auf Schritt und Tritt. Sie sitzen auf Türklinken, Computertastaturen, Treppengeländern und nicht zuletzt auch auf unserer Haut. Gemeint sind kleinste Lebewesen, zu denen Einzeller, Bakterien, Viren und Pilze, also alle Krankheitserreger zählen. Wobei wir den Bakterien fairerweise zugutehalten müssen, dass der größte Teil von ihnen für uns nicht im Geringsten gefährlich ist.

Dass diese Mikroorganismen unseren Körper und unsere Organe nicht komplett überrennen, ja, vielfach sogar in Symbiose[42] mit uns zusammenleben, haben wir unserem Immunsystem zu verdanken. Das sorgt für ein verträgliches Gleichgewicht zwischen unseren Bedürfnissen und denen der winzigen Gesellen. Wir bemerken diese Heldentat meist erst, wenn unser System damit beschäftigt ist, diese Balance wiederherzustellen, nachdem sie krankheitsbedingt durcheinandergeraten ist.

Würde unsere Körperarmee – so kann man das Immunsystem getrost beschreiben – nicht permanent alle Krankheitserreger, mit denen wir in Berührung kommen, massiv bekämpfen, bekämen wir ziemlich schnell eine Herzmus-

....

42 Zusammenleben zweier Arten, das für beide Vorteile mit sich bringt.

kelentzündung[43] oder eine Menge anderer Krankheiten. Doch das Immunsystem geht keinesfalls nur gegen körperfremde Störenfriede vor, sondern auch gegen eigene Zellen, etwa wenn diese entartet sind und bösartig werden. Das ist natürlich erwünscht, irgendjemand muss in dem Laden ja für Ruhe und Ordnung sorgen. Doch manchmal übertreibt die körpereigene Abwehr und greift gesunde Strukturen an, macht schon Stress, wenn mal jemand laut Musik hört oder nicht aufgeräumt hat. Dann spricht man von einer Autoimmunerkrankung.

Beim Immunsystem unterscheidet man zwei Kategorien: die angeborene und die erworbene Immunabwehr. Beide haben dieselbe Aufgabe, nämlich uns davor zu schützen, dass sich in uns Krankheitserreger breitmachen, die unser Gewebe und unsere Organe angreifen. Aber es gibt zwischen den beiden auch große Unterschiede.

Angeborene Immunabwehr

Die angeborene Immunabwehr wird uns, wie schon der Name sagt, bereits bei unserer Geburt von unserer Mutter mitgegeben. Dazu gehören etwa Abwehrstrukturen wie der Säureschutzmantel unserer Haut. Denn auf einer sauren Oberfläche können Krankheitserreger kaum überleben. Oder das Lysozym im Speichel, ein antibakterielles Enzym, das schon im Mundraum gegen ungebetene Eindringlinge vorgeht.

Auch der glitschige Überzug unserer Schleimhäute, der spezielle bakterienabwehrende Substanzen enthält, stellt ein wirksames Verteidigungsinstrument unseres Körpers dar, das zur angeborenen Abwehr zählt. Wer kann schon

....

43 Siehe ab Seite 213: »Rote Karte für das Herz«

ohne Spezialausrüstung eine Wand hochklettern, die komplett eingeschleimt ist? Vor allem sorgen aber spezielle Zellen der angeborenen Immunabwehr dafür, dass gefährliche Keime uns nichts oder nur wenig anhaben können. Diese Zellarmee beschützt uns Tag für Tag. Und wie bei einer echten Truppe gibt es auch bei ihr Spezialeinheiten und Kämpfer, die sich auf eine bestimmte Aufgabe spezialisiert haben – etwa so wie bei der Bundeswehr Fallschirmjäger, Panzerschützen und Marinesoldaten.

Gewissermaßen an vorderster Front kämpfen die Granulozyten. Wie die anderen Abwehrzellen auch, gehören sie zu den weißen Blutkörperchen oder Leukozyten. Die besitzen im Gegensatz zu ihren roten Kollegen alle einen Zellkern, dafür aber kein sauerstoffbindendes rotes Hämoglobin. Stellen sie auf einem ihrer Kontrollgänge fest, dass sich Krankheitserreger im Körper befinden, benachrichtigen sie sofort ihre Artgenossen, die dann in Massen ausschwärmen und jedem Eindringling, auf den sie stoßen, mittels spezieller Giftstoffe gnadenlos den Garaus machen.

Mit den Resten, die von den Erregern übrig bleiben, machen anschließend Riesenfresszellen oder Makrophagen kurzen Prozess. Im Fall einer Infektion, also des Eindringens krankmachender Keime in den Organismus, werden sie von regulatorischen Eiweißen zum Ort des Geschehens gelockt und fressen das, was dort nicht hingehört, kurz entschlossen auf. Und wenn sie dazu zu wenige sind, fordern sie mittels einer ausgeklügelten Nachrichtenübermittlung in Windeseile Verstärkung an.

Diese Mechanismen haben sich über Millionen Jahre kontinuierlicher Evolution entwickelt, sich dabei aber stets dem Zeitgeist und den aktuellen Erfordernissen angepasst. So setzt das angeborene Immunsystem – wie das Bundeskriminalamt – zur Erkennung gefährlicher Eindringlinge zum Beispiel eine Art Profiler, also interne Ermittler ein, nur heißen die hier »natürliche Killerzellen«. Auch kein schlechter Name, oder? Im Gegensatz zu den BKA-Leuten gehen sie allerdings wenig diskret vor und benehmen sich eher wie Rambos. Daneben sind die Hardliner aber auch darauf spezialisiert, kranke Zellen zu entdecken und unschädlich zu machen und damit deren Wucherung zu bösartigen Tumoren schon im Anfangsstadium zu unterbinden. Zu diesem Zweck treiben sie entartete oder von Krankheitserregern befallene Zellen gnadenlos in den Selbstmord, die sogenannte Apoptose.

Denn ein gewisser Teil der Zellen unseres Körpers ist permanent dabei zu mutieren, also seine Erbinformation zu ändern. Dann entstehen bei der nächsten Teilung kranke Nachkommen, und würden die nicht schnellstmöglich von den Killerzellen erkannt und unschädlich gemacht, wäre das für uns mehr als fatal.

Nebenbei hat die Fähigkeit unserer Zellen zum Suizid auch noch einen ganz anderen Sinn. In der Embryonalentwicklung sind unsere Finger nämlich zeitweise mit einer Art Schwimmhaut verbunden. Würden die nicht durch gezielten Zellselbstmord verschwinden, sähen wir alle ein bisschen wie Arielle, die Meerjungfrau, aus. Außerdem hätten sich unsere urwaldbewohnenden Vorfahren überaus schwergetan, sich damit von Baumwipfel zu Baumwipfel zu schwingen.

All diese »Beschützer« gehören zum festen, das heißt zellulären Immunsystem. Unsere Körperabwehr hat darüber hinaus aber auch flüssige Bestandteile. In unserem Blutplasma schwimmen nämlich auf der Suche nach unerwünschten Eindringlingen jede Menge Eiweißkörper, sogenannte Plasmaproteine, herum. Im Gegensatz zu den erwähnten Zellen stürmen die aber nicht direkt auf einen

Erreger zu, sondern nähern sich ihm eher unauffällig. Von diesen Proteinen bilden etwa 30 das sogenannte Komplementsystem. Sie heften sich an Mikroorganismen, dringen in sie ein und machen sie damit unschädlich. Gleichzeitig können sie die Blutgefäße erweitern und Abwehrzellen zu Hilfe rufen.

Unsere Immunzellarmee stellt permanent neue Rekruten ein. Die findet sie mit Hilfe spezieller Botenstoffe, der sogenannten Interleukine. Diese sorgen unter anderem dafür, dass weiße Blutkörperchen heranwachsen, reifen, sich teilen und schließlich aktiviert werden.

Das klingt nach einer unbezwingbaren Armee, doch das täuscht. Denn obwohl die angeborene Immunabwehr sehr schnell auf Eindringlinge reagiert, ist sie hinsichtlich ihrer Methoden wenig innovativ. Egal, ob die Infektion mit einem Erreger die erste oder die hundertste ist, reagiert sie immer gleich. Sofern die Maßnahmen helfen, ist das kein Problem, aber falls nicht, benötigt sie dringend weitere Unterstützung.

Erworbene Immunabwehr

Womit wir beim erworbenen Immunsystem wären. Das ist erheblich einfallsreicher und kann deshalb viel flexibler agieren als das angeborene. Nicht nur, dass es sich weitaus besser an die jeweiligen Gegebenheiten anpassen kann, es ist auch in der Lage zu lernen. Denn jeder Eindringling trägt auf seiner Oberfläche typische Merkmale, und diese charakteristischen Kennzeichen können die Zellen des erworbenen Immunsystems erkennen. Doch nicht genug damit, dass sie die gefährlichen Keime vernichten, sie benehmen sich auch wie die Indianer im Western. Denn sie töten ihre Gegner nicht nur unbarmherzig, sondern skalpieren sie auch noch, um den Skalp wie eine Trophäe herumzuzeigen. Und dessen charakteristische Merkmale prägen sich dann andere Immunzellen für ein paar Jahre ein.

Ist also ein Erreger mit den Zellen des erworbenen Immunsystems auch nur ein einziges Mal in Kontakt gekommen, erinnert es sich fortan zuverlässig an ihn. Dazu bildet es sogenannte Gedächtniszellen, die beim nächsten Zusammentreffen mit demselben Eindringling blitzschnell reagieren. Dazu bedienen sie sich sogenannter B- und T-Lymphozyten. Die Aufgabe der B-Lymphozyten ist die gezielte Abwehr von Krankheitserregern und anderen körperfremden Stoffen. Zu diesem Zweck produzieren sie Antikörper, die unverzüglich auf die typischen Merkmale eines bekannten Keims – man denke an den Skalp – ansprechen, sich an ihn heften und ihn damit unschädlich machen. Gewissermaßen die Handschellen unseres Körpers.

Du hättest es gern ein wenig genauer? In Ordnung. Treffen inaktive B-Lymphozyten, während sie im Blut herumschwirren, auf einen körperfremden Stoff, ein sogenanntes Antigen, nehmen sie es ohne zu zögern in sich auf, zerlegen es und präsentieren die Bruchstücke auf ihrer Oberfläche. Das ist das Signal für eine andere Form von Lymphozyten, die T-Helferzellen, prompt regulatorische Proteine freizusetzen. Das »T« steht dabei übrigens für das Organ, in dem diese Zellen heranreifen, den hinter dem Brustbein gelegenen Thymus. Der ist für uns vor allem im Kindesalter und in der Pubertät wichtig. Danach wird er für die T-Zellreifung weniger gebraucht und bildet sich langsam zurück, bis nur noch ein kleiner, wenig aktiver Fettklops übrig bleibt.

Die Proteine der T-Zellen aktivieren nun die B-Lymphozyten, die daraufhin unverzüglich in Lymphknoten und die

Milz wandern, um sich dort wie verrückt zu teilen. Dabei produzieren sie so lange viele unterschiedliche Antikörper, bis einer dabei ist, der perfekt zur Bekämpfung der angetroffenen Krankheitserreger geeignet ist. Viel hilft viel ist hier das Motto. Ein kleiner Teil dieser B-Lymphozyten entwickelt sich weiter zu besagten B-Gedächtniszellen, die sich lange Zeit an den Eindringling erinnern.

Im letzten Abschnitt des Reifungsprozesses werden die B-Lymphozyten schließlich zu Plasmazellen. Die haben keine große Lust mehr, sich zu teilen und produzieren fortan nur noch die als besonders passend erkannten Antikörper. Fast wie ein Mensch, der im Alter zwar noch gerne arbeitet, aber keine Lust mehr hat, Kinder zu bekommen.

Wir sehen, unser Immunsystem ist ganz schön kompliziert aufgebaut. Aber einfacher geht es nicht, will es unseren Körper wirksam vor Eindringlingen schützen, ohne ihn selbst anzugreifen. Es muss also perfekt zwischen eigenen und fremden Zellen unterscheiden und so Krankheitserreger sofort als solche erkennen können. Ein bloßer Schnitt in den Finger reicht ja schon aus, um krankmachenden Keimen den Weg in unsere Körperautobahn zu ermöglichen. Würde unsere Körperarmee die Erreger, die ständig unsere Blutgefäße, unser Herz und andere Gewebe bedrohen, nicht so gekonnt aufhalten und unschädlich machen, blieben wir nicht lange am Leben.

Um unser Immunsystem bei seiner verantwortungsvollen Tätigkeit zu unterstützen, können wir ihm mit Impfungen zur Seite stehen. Dazu machen wir uns sein Gedächtnis zunutze und bieten ihm eingespritzte tote oder abgeschwächte Erreger an. Die sind für uns nicht gefährlich, haben aber dieselbe Oberfläche und lösen daher dieselben komplexen Reaktionen aus. Und wenn die betreffenden Erreger dann irgendwann mal wieder in unseren Körper eindringen, ist der auf den Ansturm schon optimal vorbereitet. Die Gedächtniszellen erkennen die Fieslinge mühelos, und die Plasmazellen beginnen unverzüglich, Massen von Antikörpern auszuschütten, die seit der Erstinfektion nur auf ihren Einsatz gewartet haben. Gegen die haben die Eindringlinge nicht den Hauch einer Chance – und der Geimpfte bleibt gesund.

EIN KLEINER PIKS

»Diesen Impfterror sollte man stoppen! Also MEIN Kind werde ich so sicher nicht vergiften.«

Ich sitze im Zug auf dem Weg nach Berlin und lausche dem Gespräch zweier Mitreisender. Offensichtlich eine junge Mutter mit einer etwa gleichaltrigen Begleiterin.

»Das haben wir bei Paul schon so gemacht und er ist kerngesund, auch ohne dass geldgeile Konzerne sich an ihm eine goldene Nase verdient haben.«

Die Freundin der jungen Mutter nickt verständnisvoll.

»Und sonst haben die Kügelchen auch immer geholfen.«[44]

Klar kann ich die Angst der Mutter um ihr Kind verstehen, aber wer so viele klischeehafte Parolen in einen Satz packt, der hat sich wohl kaum wirklich mit dem Thema auseinandergesetzt. Der Zug ist sicher nicht der richtige Ort, um mich einzumischen, also halte ich, auch wenn es mir schwerfällt, den Mund. Doch auch in meinem Bekanntenkreis begegnet mir die Frage, ob ein Kind geimpft werden sollte oder nicht, immer wieder. Ich persönlich finde Impfungen oder Immunisierungen, wie sie auch heißen, super, denn sie schützen uns nicht nur vor Krankheiten wie der Kinderlähmung, der von Zecken übertragenen Frühsommermeningoenzephalitis (FSME) oder der Grip-

....

44 Ich gehe davon aus, dass sie damit homöopathische Globuli meinte.

pe, sondern auch unsere Pumpe vor einer Herzmuskelentzündung.

Doch bevor man pauschal verteufelt oder verherrlicht, sollte man eines bedenken: Impfung ist nicht gleich Impfung. Es gibt nicht nur verschiedene Arten, sondern auch ein breites Feld unterschiedlicher Impfstoffe. Grundsätzlich handelt es sich zwar immer um Verfahren, mit denen der Körper auf einen zukünftigen Kontakt mit Krankheitserregern vorbereitet wird, aber da gibt es schon mal einen grundsätzlichen Unterschied zwischen zwei Methoden: der passiven und der aktiven Immunisierung.

Bei der aktiven Variante werden abgeschwächte oder tote Krankheitserreger verabreicht. Der Körper geht mit ihnen so um, wie er es mit jedem lebendigen Eindringling auch tun würde: Das Immunsystem gibt Vollgas und stellt Antikörper und Gedächtniszellen her. Dabei merkt es sich für eine zweite Infektion alles, was es zur Bekämpfung wissen muss. Wobei es durchaus einige Wochen dauern kann, bis ein vollständiger Impfschutz besteht.

Die passive Variante wird dagegen eingesetzt, wenn schon Kontakt zu einem Krankheitserreger bestand oder möglicherweise unmittelbar bevorsteht, so dass das Immunsystem keine Zeit mehr hat, Antikörper zu produzieren. Die werden dem Körper bei der passiven Immunisierung deshalb fertig verabreicht. Es würde ja auch keinen Sinn machen, bei bereits eingedrungenen Erregern noch weitere einzuspritzen. Die Antikörper werden in diesem Fall also nicht von unserem eigenen Immunsystem hergestellt, sondern von irgendwelchen Tieren, etwa Hühnern, Schweinen, Pferden, Kühen oder Kaninchen (die wiederum aktiv immunisiert wurden). Der Vorteil dieses Verfahrens ist, dass die Wirkung sofort eintritt. Aber welche Risiken bergen diese Verfahren?

Bei der passiven Impfung sind es die Tiere als Spender des Immunserums, die ein gewisses, wenn auch seltenes Problem darstellen. Als die Pockenimpfung, die erste aktive Immunisierung der Geschichte, vor knapp 200 Jahren entwickelt wurde, hat man beispielsweise Hühnereier zur Gewinnung der Antikörper verwendet – auch wenn damals noch niemand wusste, worauf der Effekt der Impfung überhaupt beruhte und der Begriff Antikörper noch gänzlich unbekannt war. Die spielen bis heute bei der Impfstoffproduktion eine wichtige Rolle.

Dabei spritzt man lebende Krankheitserreger in ein bereits befruchtetes Hühnerei und wartet eine Weile ab. Je weiter sich das Küken beziehungsweise der Embryo entwickelt, desto mehr Erreger kann man dann in dem Ei finden. Anschließend öffnet man es und tötet die enthaltenen Erreger chemisch ab, so dass sie nicht mehr in der Lage sind, die Krankheit auszulösen. Allerdings bleiben Bruchstücke von ihnen erhalten, die unserem Immunsystem ausreichen, um sich durch die Erzeugung speziell dazu passender Antikörper auf eine Infektion vorzubereiten. Und auf diese Rückstände der Hühnerproteine kann ein Impfling eventuell allergisch reagieren.

Impfstoffe kann man aber auch herstellen, indem man in großen Bioreaktoren infizierte Zellkulturen züchtet, wobei man Gene von Erregern, also Teile ihres Erbmaterials, in andere Mikroorganismen (wie Bakterien oder Hefepilze) einschleust. Dort produzieren sie dann Erregerbruchstücke, die man zur Impfung verwenden kann.

Ist nun ein neuer Impfstoff auf dem Markt und hat seine Wirksamkeit in tierischen und Patientenstudien unter Beweis gestellt, ist die Qualitätskontrolle aber noch nicht abgeschlossen. Denn sämtliche Komplikationen, die beim Einsatz am Menschen auftreten, muss der behandelnde

Arzt dem Paul-Ehrlich-Institut[45] unverzüglich melden. Das entscheidet dann, ob irgendwelche Maßnahmen ergriffen werden müssen. Kurz nach der Jahrtausendwende ist einem Impfstoff[46] wegen gehäufter Komplikationen sogar die Zulassung entzogen worden.

Um der erwähnten allergischen Reaktion vorzubeugen, nutzt man als Impfstoff häufig sogenannte monoklonale Antikörper. Die werden in einem komplizierten Verfahren im Labor hergestellt und binden sich viel spezifischer an das jeweilige Antigen als die Antikörper unserer B-Lymphozyten. Ein solcher monoklonaler Antikörper passt nämlich wie ein Schlüssel nur in ein einziges Schloss.

Wenn nach einer Impfung Unwohlsein, Fieber oder andere Symptome auftreten, muss man unterscheiden, ob es sich dabei um eine normale Reaktion auf die Impfung oder eine echte Komplikation handelt. Denn auch ein toter Erreger kann dafür sorgen, dass unser Körper denkt, er sei krank. Das zeigt sich dann etwa in leichtem Unwohlsein oder Fieber. Dann glaubt so mancher, er habe die Impfung nicht vertragen und leide an einer ernsten Komplikation. Dabei verschwinden die milden Begleiterscheinungen in der Regel genauso schnell, wie sie gekommen sind.

Lebensgefährliche Krankheiten wie die Pocken, die Menschen früher allein bei der bloßen Erwähnung des Namens erschrocken zusammenzucken ließ, gelten heute dank einer umfassenden Impfung als ausgerottet. Betrug 1988 in Europa die Zahl der Neuerkrankungen an Kinderlähmung noch knapp 1000, lag sie im Jahr 2004 bei null. An Diphthe-

....

45 Bundesinstitut für Impfstoffe und biomedizinische Arzneimittel
46 Ein Impfstoff gegen die Frühsommermeningoenzephalitis (FSME) im Jahr 2001.

rie und Masern sind jeweils auch fast 90 Prozent weniger Kinder erkrankt als früher.

Das haben wir allein dem flächendeckenden Impfschutz in unseren Breiten zu verdanken. Und wenn ein Kind, das nicht geimpft wurde, keine Diphtherie bekommt, liegt das ausschließlich daran, dass es nur noch sehr wenige Überträger gibt. Andere Eltern, die sich von irreführender Propaganda nicht verrückt machen lassen und den vielen Untersuchungen zu den positiven Auswirkungen eines umfassenden Impfschutzes vertrauen, lassen ihre Kinder nämlich zum Glück noch immunisieren.

Nahezu unverzichtbar sind Impfungen vor allem, wenn Vorerkrankungen wie Diabetes oder Herz-Kreislauf-Leiden bestehen. Denn dann ist das Immunsystem ohnehin nicht mehr so leistungsfähig wie bei einem gesunden Menschen. Deshalb kann schon eine relativ leichte Infektion dramatische Komplikationen, etwa eine Herzmuskelentzündung, auslösen. Zum Glück gibt es gegen einige Erreger, die eine solche Entzündung unserer Pumpe verursachen können, bereits gezielte Impfungen. Aber auch eine Immunisierung gegen die echte Grippe (Influenza), gegen Tetanus oder Diphtherie ist für ein erkranktes Herz ein Segen. Impfungen schützen also nicht nur unser Herz und unsere anderen Organe vor gefährlichen Infektionskrankheiten, sondern machen die Welt auch zu einem sichereren Ort für uns alle. Und das mit nicht mehr als einem kleinen Pikser.

ROTE KARTE FÜR
DAS HERZ

Piep, Piep, Piep, Piep, Piep. Es ist 06:30 Uhr am Morgen, der Wecker klingelt. Du richtest dich im Bett auf, aber ... Puh. Du fühlst dich wie erschlagen. Anscheinend hast du dir eine Erkältung eingefangen. Gestern hat es nur ein bisschen in der Nase gejuckt, und heute fühlst du dich wie ein Boxsack nach einer langen Trainingseinheit. Und das sogar schon vor dem Aufstehen. Du quälst dich auf die Beine, jede Bewegung tut dir weh. Vielleicht hilft eine Schmerztablette. Also rein damit und dann weiter unter die Dusche. Danach geht's zur Arbeit. Die Tablette hat offenbar geholfen, du fühlst dich ein bisschen besser. Das ist auch gut so, denn in deinem Büro wartet ein übervoller Schreibtisch auf dich.

Wem ist es nicht schon so ergangen? Wer hat sich nicht schon krank zur Arbeit geschleppt? Das edle Ziel vor Augen, die Erwartung des Chefs und der Kollegen zu erfüllen. Doch ist das gesund? Natürlich nicht. Denn damit schadet man nicht nur sich selbst, sondern sicher auch den Kolleginnen und Kollegen, von denen einige am nächsten Tag dann vielleicht genauso schniefen.

Aber alles halb so wild, denkst du. Ob du wegen so einer banalen Geschichte nun im Bett bleibst oder eine Schmerztablette schluckst und zur Arbeit gehst, macht doch letztlich keinen Unterschied. Aber damit täuschst du dich gewaltig! Denn mit deinem übertriebenen Pflichtbewusstsein legst du möglicherweise den Grundstein für eine Herzmuskelentzündung oder Myokarditis. Und die ist alles andere als banal. Bei dieser Entzündung befallen Krankheitserreger nämlich nicht nur den Herzmuskel selbst, sondern auch die Kranzarterien. Das kann das komplette Organ derart schwächen, dass eine dauerhafte Herzinsuffizienz mit all ihren üblen Begleiterscheinungen die Folge ist.

Im schlimmsten Fall kann eine schwere Herzmuskelentzündung sogar den Tod bedeuten. Weil sie aber so schwer als solche zu erkennen ist, gibt es nur ungenaue Zahlen darüber, wie oft sie wirklich auftritt. Die Diagnosestatistik des statistischen Bundesamtes besagt, dass im Jahr 2012 bei stationär aufgenommenen Patienten in 3797 Fällen eine akute Myokarditis diagnostiziert wurde. Die Dunkelziffer dürfte jedoch deutlich höher liegen.

Die Krankheit ist so gefährlich, weil sie, unabhängig vom Alter, jeden Menschen treffen kann. So kommt es immer wieder vor, dass junge, scheinbar total fitte Fußballer mitten im Spiel auf dem Platz zusammenbrechen und regungslos liegen bleiben. Diagnose: plötzlicher Herztod. Die Ursache kann ein nicht auskurierter grippaler Infekt sein, eine eigentlich harmlose Virusinfektion, die jedoch, wenn sich der Betroffene keine Ruhe gönnt, unbemerkt um sich greifen und das Herz befallen kann. Dann ist jede sportliche Betätigung für die Blutpumpe eine zusätzliche Belastung, die das Fass zum Überlaufen bringen kann.

Schont sich der Patient hingegen und kuriert die Krankheit geduldig aus, ist eine Herzmuskelentzündung sehr unwahrscheinlich. Ja, man kann sogar wirksam vorbeugen. Um das Risiko, irgendwann daran zu erkranken, nämlich schon von vornherein zu minimieren, sollte man nicht nur als Kind sämtliche Basisimpfungen bekommen haben, sondern diese auch als Erwachsener regelmäßig auffrischen lassen. Wer sich dazu noch – wie in Kapitel fünf beschrieben – gesund ernährt, sich ausreichend Schlaf gönnt und regelmäßig Sport treibt, macht seinen Organismus damit nachweislich leistungsfähiger und schützt ihn vor Krankheiten aller Art. Nicht zuletzt vor einer Herzmuskelentzündung.

RHYTHMISCHE HERZGYMNASTIK

ALLES DARÜBER, WAS SPORT, UNSERE FLEISSIGEN BLUTKÖRPERCHEN UND EIN KRAFTVOLLES HERZ VERBINDET

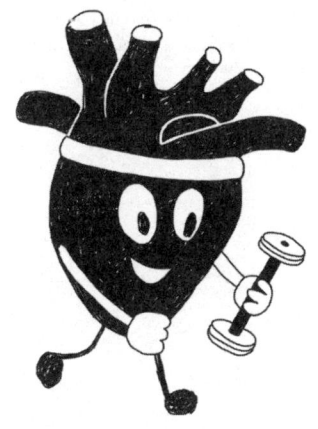

HÜPF HERZ, HÜPF

Auch wenn man immer wieder von Sportlern hört, die einen plötzlichen Herztod erleiden, gibt es kaum einen Mediziner, der behaupten würde, körperliche Betätigung sei für das Herz nicht gut. Vielmehr herrscht einhellig die Meinung, dass unsere körperliche Fitness für unsere Herzgesundheit eine entscheidende Rolle spielt. Zahlreiche Studien belegen nämlich übereinstimmend, dass regelmäßiger Sport das Risiko, frühzeitig eine Herz- oder Gefäßerkrankung zu erleiden, nachhaltig senkt. Außerdem macht er uns unempfindlicher gegen Stress, und auch das tut unserem Herzen sehr gut. Doch welche Sportart ist für uns die beste? Schließlich wollen wir unserem Körper ja etwas Gutes tun und nicht etwa den Gelenken oder anderen Körperteilen nachhaltig schaden.

Wichtig ist, dass die sportliche Betätigung, für die wir uns entscheiden, abwechslungsreich, dabei aber mit möglichst wenig Aufwand verbunden ist. Und natürlich, dass sie uns Spaß macht. Alles zum Thema »Bettsport« kannst du in Kapitel sieben nachlesen, der ist in jedem Fall rundum zu empfehlen. Ansonsten muss jeder für sich selbst entscheiden, woran er Freude hat und was ihm guttut. Bei vielen ist das regelmäßiges Joggen. Erst vor kurzem hat mir ein Freund erzählt, er würde beim Laufen ein sogenanntes »Runners-High« erleben. Darunter versteht man eine Art Rauschzustand, der bei ausdauernder körperlicher Anstrengung, speziell bei Langstreckenläufern, auftreten kann. Verantwortlich dafür sind Glückshormone, die Endorphine, die dafür sorgen, dass der Betreffende sich plötzlich ganz leicht fühlt und glaubt, ewig weiterlaufen zu können, ohne schlappzumachen. Das wollte ich Sportmuffel auch einmal erleben. Und das bedeutete zwangsläufig: Selbstversuch!

16:00 Uhr: Hochmotiviert betrete ich den Dachboden, auf der Suche nach meiner alten Laufhose und meinen Sportschuhen. Nachdem ich eine Menge altes Gerümpel aus dem Weg geräumt habe, liegen beide in einem offenen Pappkarton vor mir. »Die Schuhe sehen fast aus wie neu«, denke ich, als ich die Staubschicht runterpuste.

16:05 Uhr: Ich habe in einem Schuh eine Spinne entdeckt. Mit den Zehen. Beim Anziehen. Habe den Ekel überwunden und das Problem mit dem Staubsauger gelöst. Solche Lappalien können mich nicht aufhalten.

16:11 Uhr: Ich stehe in Läufermontur vor dem Haus und bereite mich mental auf das kommende Event vor. Treffe einen Nachbarn und beginne einen »kurzen Plausch«.

16:55 Uhr: Sämtliche Informationen sind ausgetauscht. Die Suche nach dem sagenhaften Runners-High kann losgehen. Mit zugegeben gemischten Gefühlen setze ich mich in Richtung Wald in Bewegung.

16:57 Uhr: In meinem Körper macht sich ein erstes Gefühl der Anstrengung bemerkbar. Vor allem zieht es zunehmend in den Beinen. Aber das ist ja wohl ganz normal. Schließlich bin ich lange nicht mehr gelaufen. Das wird mich jedenfalls nicht aufhalten.

17:01 Uhr: Ich spüre Muskeln, von denen ich nicht einmal wusste, dass sie existieren. Angenehm ist das nicht, aber erst mal schauen, ob das nicht vielleicht wieder vergeht.

17:04 Uhr: Ich sehe den schwersten Muskelkater der Menschheitsgeschichte auf mich zukommen.

17:07 Uhr: Ich freunde mich immer mehr mit dem Gedanken an, vielleicht für den Rest meines Lebens, aber zumindest für die kommenden Wochen, bettlägerig zu sein.

17:10 Uhr: Mehr Schmerz geht kaum. Wahrscheinlich wäre es jetzt angenehmer, absichtlich in ein Schlagloch zu treten und sich alle Muskeln und Gelenke auf einmal zu zerstören.

17:11 Uhr: Ich halte Ausschau nach geeigneten Schlaglöchern, sehe stattdessen jedoch eine Bank. Pause! Ich lasse mich auf die Sitzfläche plumpsen, denke aber im selben Moment daran, dass mein Freund mir geraten hat, in den Laufpausen ein paar Liegestütze einzustreuen, um in Schwung zu bleiben.

17:12 Uhr: Keuchend liege ich mit dem Gesicht nach unten im Schmutz des Waldbodens. Als ich plötzlich Stimmen höre, stemme ich mich stöhnend hoch und beginne, weit hörbar zu zählen: »... 313, 314, 315 ...!« Sekunden später sind die Spaziergänger außer Hörweite, und ich sinke wie ein nasser Sack zur Erde.

17:15 Uhr: Ich bin auf dem Weg nach Hause. Gehend. Nein, eher humpelnd.

Hätte mir auch mal vorher jemand sagen können, dass das Runners-High nicht bei jedem und wenn überhaupt, dann vor allem bei trainierten Sportlern vorkommt. Und dass damit erst zu rechnen ist, wenn ein geübter Läufer seinen Körper bis an die Belastungsgrenze beansprucht. Doch dann tröste ich mich: Ich will ja keine olympiatauglichen Laufleistungen schaffen, sondern vor allem Herz und Kreislauf trainieren. Zur Not eben auch ohne Runners-High. Denn so viel steht fest: Auf regelmäßiges Training reagiert das Herz wie jeder andere Muskel. Es wächst und wird kräftiger. Dadurch kann es mehr Blut fördern und unsere beim Dauerlauf nach Sauerstoff gierenden Muskeln besser versorgen. Außerdem bringt ein trainiertes Herz nicht nur mehr Leistung, sondern muss auch im Ruhezustand nicht so oft schlagen, um den Körper optimal zu versorgen.

Betrachtet man das Herz als Motor, kann man sich leicht erklären, warum die Lebenserwartung bei Sportlern höher ist als bei Bewegungsmuffeln. Denn ein Motor, der permanent im höchsten Drehzahlbereich läuft, geht früher kaputt, als einer, der immer schön niedertourig gefahren wird. Dasselbe gilt für ein untrainiertes Herz, das ja zur ausreichenden Blutversorgung des Körpers rund um die Uhr schneller schlagen muss als ein gemächlich arbeitendes.

Am besten erklärt sich das an einem Rechenbeispiel. Sagen wir mal, dass ein untrainiertes Herz durchschnittlich 80 Mal in der Minute schlägt, ein trainiertes dagegen nur 50 Mal. Dann hat das untrainierte Herz nach 70 Jahren knapp 3 Milliarden, das sportliche dagegen nur 1,8 Milliarden Mal geschlagen, also rund 40 Prozent weniger oft. Das klingt erst einmal großartig. Doch ist es das auch?

Ist Sport nicht eigentlich Mord? Schließlich hört man ja immer wieder, dass Leistungssportler mit ihrem großen Herzen, vor allem, wenn sie zum Ende ihrer Karriere weniger hart trainieren, massive Probleme bekommen und früher sterben. Doch das gilt, wenn überhaupt, nur für Topathleten. Bei Freizeitsportlern sind sich die Experten dagegen absolut sicher: Sport ist ganz sicher kein Mord. Im Gegenteil. Er trägt entscheidend zu einem gesunden und kraftvollen Herzen bei. Und wer dennoch Angst vor einem problematischen Sportlerherzen hat, dem sei geraten, nach jahrelangem regelmäßigem Training nicht abrupt damit aufzuhören, sondern langsam und sicher »abzutrainieren«. Dann kann eigentlich nichts passieren.

Eine Forschergruppe aus Manchester hat bei Ratten die Auswirkungen von Sport auf die Taktgeberzellen des Herzens untersucht. Dazu musste eine Gruppe von »Sportlerratten« zwölf Wochen lang jeden Tag eine Stunde auf einem Laufband strampeln, während die übrigen Tiere, gewissermaßen die »Sportmuffelratten«, von der Anstrengung vollkommen verschont blieben. Anschließend hatten die körperlich aktiven Nager einen deutlich niedrigeren Ruhepuls als ihre faulen Kollegen. Die Forscher fanden heraus, dass das an einer Veränderung im Sinusknoten, dem obersten Taktgeber im Herzen, liegt, wo Ionenströme durch spezielle Membrankanäle dafür sorgen, dass sich die Taktgeberzellen selbst erregen. Als die Wissenschaftler den genetischen Code dieser Zellen untersuchten, stellten sie fest, dass sie viel weniger Gene für diese »funny channels« genannten Ionenkanäle besaßen als die Zellen der untrainierten Tiere. Der regelmäßige Sport hatte also die innere Struktur der Taktgeber des Herzens dauerhaft verändert.

Regelmäßiger Sport macht unser Herz nicht nur größer, kräftiger und damit leistungsfähiger, sondern beeinflusst sogar den genetischen Code der Sinusknotenzellen, woraufhin diese offenbar weniger Herzschlag-Impulse erzeugen. Meine »Runners-High-Erfahrung« hat mich trotzdem nicht überzeugt. Sport mag ja gesund sein, aber mein Erlebnis hat mir den Spaß am Laufen total verdorben. Dabei war ich mal ein guter Läufer. Zumindest in der fünften Klasse. Immer wenn ich auf dem Nachhauseweg die Klappe vor den Sechstklässlern zu weit aufgerissen hatte, brauchte ich bis nach Hause nur wenige Minuten. Wobei mir, wie ich jetzt weiß, entscheidend ein Mechanismus geholfen hat, dem nicht wenige Menschen sogar ihr Leben verdanken.

DER FIGHT-OR-FLIGHT-RAKETENANTRIEB

Das, was mich auf dem Nachhauseweg immer wieder in einen rasanten Sprinter verwandelt hat, waren nicht nur meine Beine, sondern ein Teil meines Nervensystems. Das vegetative, um genau zu sein, welches auch »Nervensystem der Organe« genannt wird. Obwohl der Sinusknoten oberster Taktgeber im Herzen ist, können übergeordnete Zentren mittels dieses Organnervensystems seine Aktivität maßgeblich beeinflussen. Dadurch wird unser Herzschlag, je nach Erfordernis, mal schneller, mal langsamer, mal kräftiger, mal schwächer.

Innerhalb des vegetativen Nervensystems unterscheidet man zwei Anteile mit gegensätzlicher Wirkung: den Sympathikus und den Parasympathikus. Gemeinsam steuern sie einen Großteil unserer Körperfunktionen, nicht zuletzt eben auch die des Herzens. Und obwohl die beiden vollkommen konträr wirken, ergänzen sie einander ganz vortrefflich. In einer Notfallsituation setzen uns die sympathischen Nerven unverzüglich in Alarmbereitschaft. Sie erweitern unsere Pupillen, damit wir auch bei schlechtem Licht sehen, steigern die Muskelaktivität, damit wir kämpfen, aber auch schneller wegrennen können und weiten unsere Bronchien, damit wir besser Luft bekommen. Für die Gesamtheit dieser Effekte hat der amerikanische Physiologe Walter Cannon den Begriff »fight-or-flight-reaction«[47] geprägt. Eine perfekte Beschreibung! Als ich vor den anderen nach Hause rannte, war ich auf der Flucht und mein Sympathikus war mein unerschöpflicher Raketenantrieb.

Die entgegengesetzte, »entspannende« Funktion hat das parasympathische System, das zum Beispiel aktiviert wird, wenn wir viel gegessen haben und das berühmte »Schnitzelkoma« eintritt, das uns nach einer üppigen Mahlzeit schlapp aufs Sofa fallen lässt. Denn weil jetzt die Verdauung oberste Priorität hat, fahren parasympathische Nerven die Gesamtaktivität des Körpers herunter und steigern stattdessen die Durchblutung von Magen, Darm und Leber. In englischsprachigen Ländern ist die lähmende Müdigkeit nach dem Essen auch als »rest-and-digest-phenomenon« bekannt.[48]

Auf das Herz hat der Sympathikus gleich mehrere Effekte. Einer davon ist die Steigerung der Schlagfrequenz, die auf eine unmittelbare Beeinflussung des Sinusknotens zurückzuführen ist. Außerdem erhöht sich die Kontraktionskraft der Herzmuskelzellen. Der dafür verantwortliche Mechanismus ist eine Aktivierung sogenannter Beta-1-Rezeptoren in der Zellmembran. Zusätzlich wird die Dauer der Muskelanspannung verkürzt, so dass das Herz schneller schlagen – und ich schneller wegrennen kann.

Das hochkomplexe vegetative Nervensystem kann man zum Glück recht gut medikamentös beeinflussen, was bei der Behandlung chronischer Herz- und Gefäßerkrankungen speziell auch in der Notfallmedizin überaus hilfreich ist. Bekannte Medikamente sind die sogenannten Betablocker, die besagte Beta-1-Rezeptoren blockieren und da-

47 Übersetzt etwa »kämpfen oder fliehen«.
48 »Rest and digest« bedeutet »ruhen und verdauen«.

durch Blutdruck und Ruhepuls herabsetzen. Andere, auf das vegetative System wirkende Arzneimittel sind die Digitalispräparate, die man aus Rotem Fingerhut gewinnt. Mit ihrer Hilfe lässt sich bei ausgeprägter Herzschwäche die Kontraktionskraft des Herzens bei gleichzeitiger Herabsetzung seiner Schlagfrequenz steigern.

Im dramatischen Falle eines Herzstillstandes geht man noch weiter: Man steigert die Aktivität des Sympathikus und hemmt gleichzeitig seinen Gegenspieler, den Parasympathikus, durch die Gabe von Adrenalin und Atropin. Adrenalin ist ein Stresshormon der Nebennierenrinde, ein sogenanntes Sympathomimetikum, wobei diese Bezeichnung die Funktion treffend beschreibt. Denn das griechische Wort »mímesis« bedeutet Nachahmung, Adrenalin ahmt also den Sympathikus nach, das heißt, es erhöht seine Aktivität, bewirkt also eine Steigerung der Herzfrequenz, eine Erweiterung der Bronchien und eine Erhöhung des Blutdrucks.

Atropin hingegen wirkt als Parasympatholytikum, was so viel bedeutet wie »Beender der parasympathischen Wirkung«. Es mindert also den Einfluss der parasympathischen Fasern auf das Herz. Nach Verabreichung beider, gleichgerichteter Präparate, ist ihr Einfluss auf das stillstehende Herz buchstäblich sympathisch. Sie erleichtern nämlich maßgeblich, dass es nach dem »unsympathischen« Herzstillstand bei der Reanimation wieder zu schlagen beginnt.

Die Wirkung all dieser Medikamente beschränkt sich aber keinesfalls nur auf das Herz-Kreislauf-System. Vielmehr kann man sich deren Wirkung in geringeren Dosen auch im Alltag zunutze machen. So enthalten manche Nasensprays Adrenalin (auch Epinephrin genannt), das die Gefäße in der Schleimhaut verengt, wodurch diese innerhalb kürzester Zeit deutlich abschwillt. Das hilft jedoch nur, wenn wir es nicht zu oft benutzen, denn sonst tritt ein sogenannter Rebound-Effekt ein, der dafür sorgt, dass die Nasenschleimhaut wieder stärker durchblutet wird und erneut anschwillt. Kein Wunder daher, dass so viele Menschen von Nasensprays geradezu abhängig sind.

Atropin-Analoga[49] werden überdies beim Augenarzt verwendet. In die Augen getropft, hemmen sie die parasympathischen Wirkungen auf die Augen, die unter anderem für die Verengung der Pupille sorgen. Folge: Die sympathischen Einflüsse überwiegen, und die Pupille weitet sich. Das erleichtert dem Augenarzt die Beurteilung speziell der Netzhaut, hat für den Patienten jedoch den Nachteil, dass er die Welt für einige Zeit reichlich unscharf sieht.

In früheren Zeiten galten weite Pupillen, speziell bei Frauen, als besonders schön. Deshalb tropften sich viele Damen Atropingemische in die Augen. Und weil man das Atropin aus der giftigen schwarzen Tollkirsche gewann, heißt diese seither »Bella Donna«, also »schöne Frau«.

....

49 Analogon ist ein Begriff aus der Chemie und beschreibt Gemeinsamkeiten in der Funktion und im chemischen Aufbau von Stoffen.

ICH SEH' ROT!

Was wäre ein Motor ohne Sprit? Nichts als ein Haufen nutzloses Metall. Nein, ein Motor, das sagt ja schon der Name, ist zum Laufen da. Und dazu muss man den Tank nun mal mit Benzin füllen. Das, was für den Motor der Sprit, ist für unseren Körper das Blut. Ohne den roten Saft geht gar nichts! Und weil es so viele wichtige Aufgaben erfüllt, wird es nicht zu Unrecht auch als unser flüssiges Organ bezeichnet. In einem durchschnittlichen Erwachsenen strömen davon zwischen fünf und sechs Liter durch die Gefäße. Blut setzt sich aus flüssigen und festen Bestandteilen zusammen. Die flüssige Komponente, das Blutplasma, das bei einem erwachsenen Mann etwa 55 Prozent des Blutvolumens ausmacht,[50] besteht vor allem aus Wasser, Proteinen, Salzen und Einfachzuckern, enthält daneben aber noch eine Vielzahl unterschiedlichster Substanzen. Weitere 44 Prozent werden von der festen Komponente, dem sogenannten Hämatokrit, gebildet. Der setzt sich aus zellulären Bestandteilen, vor allem aus den unterschiedlichen Blutkörperchen sowie speziellen Zellen des Immunsystems zusammen.

Als ich vor einiger Zeit mit meiner kleinen Nichte in ihrem Baumhaus herumturnte, sagte sie etwas, das mich zum Nachdenken brachte. Ich hatte mir tollpatschig den Arm

....

50 Bei Frauen ist es ein bisschen mehr.

verletzt, und nachdem sie ausgiebig auf meine Schramme gepustet hatte, meinte sie überrascht: »Dein Blut sieht ein bisschen aus wie Ketchup.« Wie recht sie damit hatte, wird deutlich, wenn man sich Blut nicht nur ansieht, sondern auch seine Eigenschaften bedenkt. Es ist rot und zähflüssig und beinhaltet, wie Ketchup auch, Zucker und unterschiedliche feste Substanzen. Physikalisch gesehen ist Blut eine sogenannte nichtnewtonsche Flüssigkeit, was nicht mehr und nicht weniger bedeutet, als dass es andere Fließeigenschaften als Wasser hat. Das liegt daran, dass im Blut viele Stoffe herumschweben, die nicht, wie beispielsweise Salz in Salzwasser, im Plasma gelöst sind.

Ein solches Gemisch aus Flüssigkeit und festen Schwebstoffen nennt man Suspension. Im Fall des Blutes zeichnet sich diese dadurch aus, dass sich ihre Eigenschaften mit der Fließgeschwindigkeit ändern. Denn je schneller Blut fließt, desto mehr wird aus der Suspension eine Emulsion, ein fein verteiltes Gemisch zweier eigentlich nicht mischbarer Flüssigkeiten. Schuld daran ist die Verformbarkeit der roten Blutkörperchen. Gibt man in ein Glas Wasser einen Löffel Olivenöl, vermischen sich Wasser und Öl erst mal nicht, und ein großer Ölteppich schwimmt oben auf dem Glas. Rührt man aber kräftig um, verteilt sich das Öl in Form klitzekleiner Tröpfchen im Wasser. Das ist dann eine Emulsion. Auf das Blut bezogen, bedeutet das, dass sich in ihm bei hoher Fließgeschwindigkeit die Blutkörperchen annähernd so verhalten wie Fetttröpfchen in Wasser.

Die Blutkörperchen, das sind neben den bereits erwähnten roten und weißen[51] noch die sogenannten Blutplättchen, die bei Wunden die Gerinnung in Gang setzen. Hat man sich tollpatschig wie ich den Arm verletzt, sorgen sie

....

51 Siehe Seite 200: »Die (fast) unschlagbare Körperarmee«

umgehend dafür, dass die Öffnung in der Haut schnellst-möglich aufhört zu bluten. Zu diesem Zweck lagern sie sich in kürzester Zeit zu großen Haufen zusammen und setzen das fadenförmige Protein Fibrin frei. Ein solcher Faden ist 1000 Mal dünner als ein Haar und einer der elastischsten biologischen Stoffe überhaupt. Gemeinsam bilden die Fibrinfäden ein dichtes Netz, womit die Blutung erst einmal gestillt ist. Unter Umständen ein lebensrettender Mechanismus.

ROTE BLUTKÖRPERCHEN
IM GELBEN TRIKOT

Warum heißt Eritrea Eritrea? Weil es am Roten Meer liegt. Denn das griechische Wort »erythrós« bedeutet »rot«. Deshalb heißen die roten Blutkörperchen auch Erythrozyten, wobei sich ihr zweiter Wortteil vom griechischen »kýtos« für »Hülle« ableitet. Bei Wirbeltieren sind sie mit 24 bis 30 Billionen die häufigsten Zellen im Blut. Bei uns Menschen sind sie kernlose, scheibenförmige und dropsartig auf beiden Seiten eingedellte Gebilde. Diese Form erleichtert es ihnen, Sauerstoff aufzunehmen, ist die Entfernung vom Zellinneren zur äußeren Membran so doch wesentlich kürzer als etwa bei einer runden Zelle.

Nehmen sie eine andere Form an, so bedeutet das nichts Gutes. So können beispielsweise Austrocknung, diverse Vergiftungen, Vitaminmangel oder ein genetischer Defekt dafür sorgen, dass sie ihre runde, abgeflachte Gestalt unfreiwillig verlieren und etwa kugel-, becher- oder sogar stechapfelförmig aussehen. Auch in den engen Kapillaren, wo die Erythrozyten ihren Sauerstoff abgeben und dafür Kohlendioxid aufnehmen, verändern sie ihre Form, diesmal aber durchaus absichtlich und sinnvoll. Denn um – eines nach dem anderen in einer Art Gänsemarsch – hindurchzupassen, strecken sie sich und werden ganz schlank.

Aufgabe der roten Blutkörperchen ist, wie du ja inzwischen weißt, der Gastransport, das heißt, sie befördern

Sauerstoff von der Lunge zu den Geweben und Kohlendioxid von dort zurück zur Lunge. Dass sie überhaupt wie Packesel Sauerstoff transportieren können, liegt an dem roten Blutfarbstoff Hämoglobin, aus dem sie zu über 90 Prozent bestehen. Das ist ein sauerstoffbindendes Protein, das seine rote Farbe einer Verbindung mit einem zentralen Eisenatom, dem Häm, verdankt.

Doch woher weiß das Hämoglobin, wann es an der Zeit ist, Sauerstoff abzugeben und Kohlendioxid aufzunehmen oder umgekehrt? Nun, dafür sorgt der sogenannte Bohr-Effekt, der in unserem Blut im Idealfall ein Säure-Basen-Gleichgewicht aufrechterhält. Je mehr Kohlendioxid es enthält, desto saurer wird es und umgekehrt. Deshalb ist das Blut in den sauerstoffreichen Lungengefäßen basischer als etwa dasjenige in den Kapillaren der Fingerspitze, wo das Kohlendioxid überwiegt. Um nun die Balance zwischen den beiden Gasen wiederherzustellen und den pH-Wert[52] möglichst konstant zu halten, geben die Erythrozyten in der Fingerspitze Sauerstoff ab und nehmen stattdessen Kohlendioxid auf, während der Gasaustausch in der Lunge genau andersherum verläuft.

Für die Erythrozyten ist das auf Dauer ganz schön anstrengend. Deshalb werden sie auch nicht alt und schon vier Monate nach ihrer Entstehung von Fresszellen in Leber, Milz und Knochenmark wieder abgebaut. Das zwingt unseren Körper natürlich, die toten permanent durch neu gebildete zu ersetzen. Pro Sekunde entlässt das Knochenmark daher etwa zwei Millionen Stück, pro Tag also sagenhafte 175 bis 200 Milliarden in die Blutbahn.

Bei Erwachsenen werden Erythrozyten im roten Knochenmark gebildet, bei ungeborenen Babys hingegen in Le-

....

52 Maßeinheit für den sauren oder basischen Charakter einer Lösung.

ber und Milz. Dabei spielt ein Hormon namens Erythropoetin, dessen gebräuchliche Abkürzung EPO nicht nur durch die Tour de France berühmt geworden ist, eine wichtige Rolle. Sobald Sensoren in unserem Körper irgendwo einen Sauerstoffmangel registrieren, bilden unsere Nieren sofort mehr davon. Und das kurbelt wiederum die Produktion roter Blutkörperchen massiv an, mit der Folge, dass das Blut mehr Sauerstoff transportieren kann und die körperliche Leistungsfähigkeit beträchtlich ansteigt. Um diesen Prozess zu unterstützen, unterziehen sich Sportler gerne einem ausgedehnten Höhentraining, beanspruchen ihren Körper also in Regionen, in denen die Luft weniger Sauerstoff enthält und dieser daher gezwungen ist, mittels EPO den Erythrozyten-Ausstoß massiv zu erhöhen.

Doch um als Erster durchs Ziel zu radeln, geht es auch einfacher: Man spritzt das EPO kurzerhand in die Blutbahn. Das ist natürlich Doping und bekanntermaßen streng verboten. Denn es ist den Konkurrenten gegenüber nicht nur unfair, sondern für den Gedopten selbst auch höchst gefährlich. Hebt man die Zahl der roten Blutkörperchen nämlich künstlich an, wird das Blut dickflüssiger, und das Risiko von Herzinfarkten, Schlaganfällen und Organschäden steigt erheblich. Ein Gemisch von EPO und Aufputschmitteln ist ein gefährlicher Cocktail; wer es benutzt, zahlt für das gelbe Trikot unter Umständen einen hohen Preis. Tatsächlich kommt es immer wieder vor, dass gedopte Hochleistungssportler schon in jungen Jahren an einem Herzinfarkt sterben. Grundsätzlich können viele Dopingmittel auf Dauer ein intensives Training nicht ersetzen. So werden etwa mit Wachstumshormonen gedopte Herzen zwar deutlich muskulöser als die Organe von Normalos, doch ist bei ihnen das Wachstum der Herzmuskulatur leider nach innen gerichtet, was die Herzkammer letztlich sogar einengt. Weitaus gesünder ist es, das Wachstum der Herzmuskulatur durch regelmäßiges Training zu fördern und zwar ganz allmählich. Dann wird es zwangsläufig immer kräftiger und kann auch ganz ohne Doping echte Meisterleistungen vollbringen.

OHNE DRUCK LÄUFT NICHTS

ALLES ÜBER DIE MECHANISMEN
DES BLUTDRUCKS

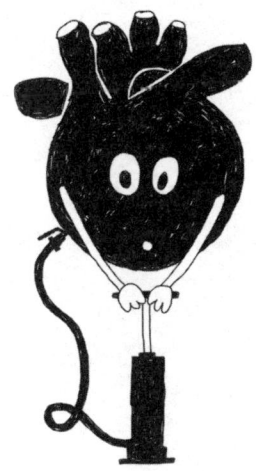

DRUCK AUF DEM KESSEL

Mit Blutdruck ist der Druck gemeint, den das Blut in einem bestimmten Bereich unseres Gefäßsystems auf die Wand der Arterien ausübt, wobei zwei Werte zu unterscheiden sind: der systolische und der diastolische, im allgemeinen Sprachgebrauch auch oberer und unterer Wert genannt. Ist die linke Herzkammer gefüllt, spannt sie sich an und pumpt Blut in die Aorta. Diesen Vorgang nennt der Mediziner Systole, entsprechend heißt der Druck, der dabei in den Gefäßen entsteht, eben systolisch. Oder anders ausgedrückt: Der systolische Wert gibt den maximalen Druck an, mit dem das Blut aus dem Herzen in den Körper gepumpt wird. Anschließend muss die linke Herzkammer wieder volllaufen. In dieser Zeit fällt der Druck natürlich ab, und der niedrigste Wert, der dabei erreicht wird, ist der diastolische.

Beide Werte kann man mit einer Blutdruckmanschette und einem Stethoskop etwa am Arm messen. Setzt man das Stethoskop auf die Arterie der Ellenbeuge, so hört man erst mal nichts. Das liegt daran, dass das Blut ungehindert fließt. Strömende Flüssigkeiten erzeugen aber erst dann ein Geräusch, wenn sie auf einen Widerstand treffen, ähnlich wie ein Bach, der erst plätschert, wenn das Wasser auf Steine trifft. Und nun kommt die Blutdruckmanschette ins Spiel, die, nachdem sie um den Arm gelegt worden ist, kräftig aufgepumpt wird. Dabei entsteht ein zunehmender Druck auf den Arm und damit auch auf die

Ellenbeugenarterie, bis diese schließlich vollkommen zusammengedrückt wird, so dass durch sie kein Blut mehr fließt. Nun wird das Ventil der Blutdruckmanschette geöffnet und langsam Luft abgelassen – der Manschettendruck sinkt. Hat er genau den Wert innerhalb der Arterie erreicht, schwappt wieder ein Schwall Blut durch die Engstelle, bevor sie erneut zugeht.

Und dieses kurze Aufschnappen erzeugt ein hörbares Geräusch. Sobald man dieses wahrnimmt, liest man den Wert – es ist logischerweise der systolische – auf der Skala des Druckmessers ab. Bei einem Gesunden kommt man dabei auf etwa 120 mmHg[53].

Lässt man nun weiter Luft aus der Manschette ab, hört man jedes Mal, wenn die ankommende Blutwelle die Arterie aufdrückt, ein klopfendes Geräusch. Das geht so lange, bis das Blut wieder ungehindert fließen kann. Dann hört man plötzlich nichts mehr und kann den diastolischen Blutdruckwert auf dem Druckmesser ablesen. Im Normalfall beträgt er etwa 70 bis 80 mmHg. Die Blutdruckangabe 125/80 (sprich: 125 zu 80) bedeutet also, dass in den Arterien ein maximaler Druck von 125 und ein minimaler von 80 mmHg herrscht.

Beträgt der gemessene Blutdruck in Ruhe mehr als 140/90 mmHg, so spricht man von einem milden Hochdruck oder mit dem Fachausdruck von einer milden Hypertonie, ab 160/100 mmHg von einer Hypertonie zweiten Grades und bei mehr als 180/110 von einer drittgradigen, also schweren Hypertonie.

....

53 Die Abkürzung steht für Millimeter-Quecksilbersäule. Früher hat man mit echten Quecksilbersäulen, vergleichbar mit einem Fieberthermometer, Druck gemessen. Dazu guckte man, wie viele Millimeter das Quecksilber in der Säule durch einen Druck hochgedrückt wurde.

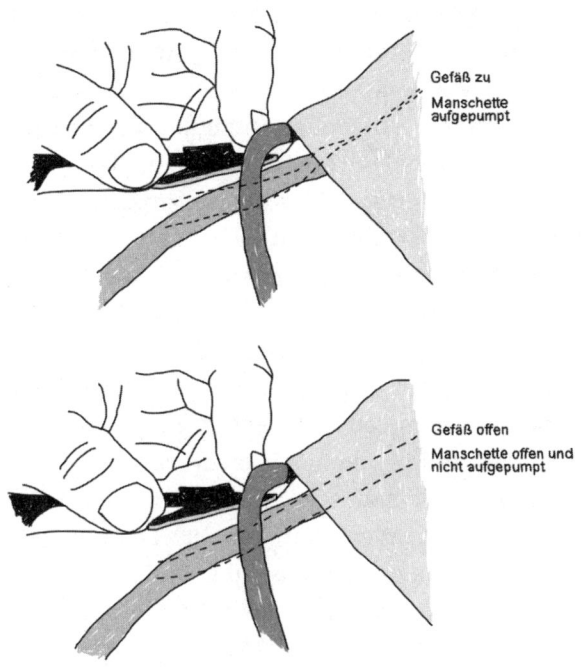

Gefäß zu
Manschette aufgepumpt

Gefäß offen
Manschette offen und nicht aufgepumpt

Die Blutdruckmessunge: Die Linien zeigen die Blutgefäße im Arm.

Ein Phänomen, das in Arztpraxen und Krankenhäusern immer wieder beobachtet wird, ist die sogenannte Weißkittelhypertonie. Denn wenn ein Patient ein Krankenhaus oder eine Praxis betritt, so treibt die Aufregung seinen Blutdruck oft in die Höhe, ohne dass dieser wirklich dauerhaft zu hoch ist. Um diesen Effekt auszuschließen, kann man eine Langzeitbeobachtung über mehrere Tage mit einem mobilen automatischen Messgerät durchführen.

Ist der Blutdruck dauerhaft zu hoch, bedeutet das ein gesteigertes Risiko, dass Blutgefäße in Mitleidenschaft gezogen werden. Eine mögliche Folge ist etwa, dass sich eine Arterie im Hirn immer mehr ausdehnt, bis sie einreißt oder sogar wie ein zu prall aufgeblasener Luftballon platzt. Dann sprudelt, je nach Dicke des betroffenen Gefäßes, mehr oder weniger Blut heraus, und das kann üble Folgen bis hin zum schlagartigen Tod haben. Ein Blutgefäß, in dem ständig ein zu hoher Druck herrscht, das also permanent überbeansprucht wird, leidet darunter erheblich, und auf Dauer trägt es nicht mehr wiedergutzumachende Schäden davon.

In der Notfallmedizin hört man häufig: Der systolische Blutdruckwert sollte über 100 mmHg, der diastolische unter 100 mmHg liegen, dann geht es dem Patienten gut. Das trifft zwar auf die meisten Menschen zu, kann aber für die Blutdruck-Beurteilung keinesfalls die Patentlösung sein. Leidet man nämlich unter chronischem Bluthochdruck, beispielsweise mit einem Wert von 180/110, und bekommt einen Kreislaufschock, dann fällt der Druck rapide ab, zum Beispiel auf 130/70. Obwohl der Schock den Druck nach unten bringt, ist er aber für den Patienten alles andere als ein Segen, sondern vielmehr höchst gefährlich. Denn der Begriff »Schock« bezeichnet in diesem Fall nicht etwa eine Situation massiver Aufregung oder nervlicher Anspannung, sondern vielmehr ein Missverhältnis zwischen benötigter und vorhandener Blutmenge und damit eine mangelnde Durchblutung der Kapillaren.

Das heißt, Gewebe werden nicht mehr ausreichend durchblutet, was etwa beim Gehirn den sofortigen Tod bedeuten kann. Dabei unterscheidet man einen absoluten von einem relativen Volumenmangelschock. Während bei der absoluten Variante, etwa als Folge eines schweren Unfalls, eine Menge Blut aus dem Körper herausfließt, bleibt die Gesamtmenge bei der relativen Form unverändert, ein Großteil versackt aber in Beinen und anderen Geweben der unteren Körperhälfte. Die Folge ist erst einmal dieselbe: Die Organe bekommen zu wenig Nähr- und vor allem Sauerstoff. Beim relativen Volumenmangelschock ist eine oft rasch helfende Maßnahme, die Beine des Patienten hochzulegen, um so den Blutrückfluss Richtung Herz zu unterstützen. Das kann auch bei der absoluten Mangelform nicht schaden, viel wichtiger ist dabei jedoch, die Blutung so schnell wie möglich zu stoppen. Möchtest du also das nächste Mal die Beine hochlegen, dann kannst du das super damit rechtfertigen, dass du »Kreislauf«, also Blutdruckschwankungen hast und dir so ein verdientes Päuschen gönnen.

Flaschen auf der Liegewiese

Es ist Sommer, ein sonniger Nachmittag. Ich sitze auf einer Bank vor der Rettungswache und genieße die Wärme auf meiner Haut. Viel war heute noch nicht los. Ein paar Krankentransporte, zwei harmlose Einsätze, keine komplizierten Fälle. Noch drei Stunden Dienst, dann kann ich Feierabend machen. Träge beobachte ich die zwitschernden Vögel und lausche dem Gesumme und Gebrumme in den Büschen. Doch dann wird die sommerliche Idylle jäh unterbrochen, es vibriert an meinem Gürtel. »Nicht jetzt ...«, flehe ich und springe auf. Doch was mich da aufgeschreckt hat, ist zum Glück nicht mein Notfallmelder, sondern nur mein Handy. Die SMS einer Freundin mit einer Einladung zum Grillabend. Ich lasse mich wieder auf die Bank sinken und blinzle erleichtert in die Sonne. Als ich gerade dabei bin zu antworten, schlägt der Melder am Gürtel doch noch Alarm. Ein Insektenstich mit Kreislaufdysregulation, wahrscheinlich Folge einer allergischen Reaktion. Man braucht dringend einen Rettungswagen, also uns, und dazu noch einen Notarzt, der vermutlich aus dem Nachbarort kommen wird.

Stefan und ich springen ins Auto und sind mit Blaulicht und Sirene wenige Sekunden später auf dem Weg Richtung Einsatzort. Vier Minuten nach dem Alarm kommen wir an, ein Mann steht an der Straße und winkt uns zu. Ich steige aus, schultere wie immer den Notfallrucksack, in der linken Hand die Sauerstofftasche, in der rechten das EKG-Gerät. Wir folgen dem aufgeregten Mann hinter das Haus in den Garten. Dort liegt neben einem Blumenbeet eine ältere Dame im Gras. Sie ist bei Bewusstsein, atmet ein bisschen schneller als normal, aber das wirkt keinesfalls bedrohlich. Auffällig dagegen ist ihre kreideweiße Haut. Als sie uns sieht, deutet sie auf ihre Hand und flüstert: »Hier gestochen. Hier!« Während ich der Frau eine Sofort-Kältekompresse reiche, erhebt Stefan eine kurze Anamnese und misst nebenbei den Blutdruck. »Puls ist rhythmisch, schwer tastbar, tachykard«, wirft er kurz ein, während ich eine Infusion und einen Venenzugang vorbereite.

»Rhythmischer Puls« ist eine gute Nachricht. Dass er am Unterarm schwer tastbar ist, war in ihrem Zustand zu erwarten. Tachykard bedeutet, dass die Pulsfrequenz erhöht ist.

»Druck ist 120 zu 80.« Ich werde hellhörig. 120 zu 80 klingt erst mal nach normalen Werten, doch so bleich, wie die Frau vor uns aussieht, kann sie eigentlich nicht ihren üblichen, sondern muss einen deutlich niedrigeren Blutdruck haben. In diesem Moment fragt Stefan nach Vorerkrankungen. Mit schuldbewusster Miene erzählt die Patientin uns, sie leide an Bluthochdruck, habe aber ihre Medikamente heute nicht genommen. Die Frage nach ihren normalen Ruhewerten beantwortet sie mit 190 zu 110. Das Bild stimmt wieder.

Blutdruck zu niedrig, Puls deutlich zu hoch, zusammen mit dem Insektenstich drängt sich da die Verdachtsdiagnose »anaphylaktischer oder allergischer Schock« geradezu auf. Dabei erweitern sich die Gefäße als Reaktion auf das Insektengift, die Blutgefäßwände werden durchlässig, und Flüssigkeit sickert ins Gewebe. Als sichtbare Folge bilden sich quaddelförmige Hautschwellungen. Und die sind hier reichlich vorhanden.

Bei einem Schock fehlt den Organen des Patienten Blut. Vor allem, wenn der Betroffene aufrecht steht, kommt davon nicht genug im Kopf an, und wenn das Gehirn nicht mehr ausreichend durchblutet wird, kippt er um. Das ist zwar unangenehm, aus Sicht des Körpers aber durchaus schlau, denn im Liegen erreicht deutlich mehr Blut das Gehirn. Diesen Effekt kann man sich gut vorstellen, wenn man den Betroffenen mit einer Wasserflasche vergleicht. Der Flaschendeckel ist der Patientenkopf, der Flaschenbauch sein Körper und das Wasser das Blut. Ist die Flasche bis oben hin gefüllt, kommt das Wasser überall hin. Ist die Flasche, wie der Körper bei einem Schock, bei dem ja nicht genügend Blut vorhanden ist, nur noch halb voll, bleibt der Flaschendeckel trocken. Kippt man die ganze Flasche aber auf die Seite, erreicht zumindest ein bisschen Wasser wieder den Flaschenhals. Bezogen auf den Schock: Ein liegender Patient kann kaum das Bewusstsein verlieren, ein stehender dagegen wesentlich leichter. Und wie bereits erwähnt, kann man die Durchblutung von Kopf und Gehirn einfach dadurch verbessern, dass man die Beine des Betroffenen hochkippt.

Das haben wir bei der Patientin selbstverständlich auch getan, und als dann noch der Venenzugang gelegt ist und eine Infusion das fehlende Blut ersetzt, bekommt sie langsam wieder Farbe. In diesem Moment hören wir das Martinshorn des Notarztwagens näher kommen. Doch zum Glück ist ja noch mal alles gutgegangen, den Arzt werden wir kaum noch benötigen.

Neben dem – meist unfreiwilligen – Umkippen, das den Druck in den Gefäßen halbwegs aufrechterhält und so die Blutzufuhr zum Gehirn verbessert, verfügt der Körper noch über andere Mechanismen, um den Blutdruck nicht zu sehr absacken zu lassen. Eines der eher unauffälligen Steuerungssysteme ist das sogenannte Renin-Angiotensin-Aldosteron-System (RAAS), das die Blutgefäße enger werden lässt und die Menge des Blutes erhöht. Denn wenn das Herz kräftiger schlägt und mehr Blut in die Gefäße pumpt, steigt in diesen logischerweise der Druck. Außerdem bestimmt natürlich der Durchmesser der Gefäße den Druck mit. Je enger ein Blutgefäß wird, desto größer wird der Widerstand, den es dem Blutstrom entgegenstellt, und desto höher steigt der Blutdruck.

Angiotensin II ist das zentrale Hormon des Renin-Angiotensin-Aldosteron-Systems. Wird es freigesetzt, aktiviert es sympathische Fasern, und die verengen wiederum die Gefäße, so dass darin der Druck steigt. Aber von Anfang an: In unserem Blutplasma schwimmt eine in der Leber gebildete Hormonvorstufe namens Angiotensinogen herum. Ein anderes hormonähnliches Enzym, das im Plasma seine Runden dreht, ist das Renin. Das kann aus Niere und Nebenniere, aber auch aus der Gebärmutter, den Speicheldrüsen oder der Hirnanhangdrüse stammen.

Treffen die beiden aufeinander, spaltet Renin das Angiotensinogen und macht daraus Angiotensin I. Das wird anschließend von einem Enzym namens ACE[54] in eine wirksame Form umgewandelt, die man total einfallsreich Angiotensin II genannt hat. Dieses Angiotensin II sorgt unter anderem dafür, dass sich glatte Muskelfasern in den Gefäßwänden anspannen, wodurch natürlich der Gefäßwiderstand steigt. Es ist der *drill instructor* der Blutgefäße,

....

54 angiotensin converting enzyme

der die Wände anbrüllt: »Eine Liegestütze noch, kommt schon, ich will euch schwitzen sehen!«

Zudem macht uns reichlich Angiotensin II durstig und erhöht unseren Appetit auf Salziges. Dabei sorgt es dafür, dass in der Nebennierenrinde ein Steroidhormon namens Aldosteron ausgeschüttet wird, das bewirkt, dass unsere Nieren weniger Natrium- und Chlorid-Ionen ausscheiden. Die Folge ist, dass mehr Wasser im Körper zurückbleibt, anstatt in der Toilette zu verschwinden. All diese Einzeleffekte bewirken zusammengenommen eine deutliche Erhöhung von Blutmenge und -druck.

Wie wir gesehen haben, spielt bei diesem komplizierten Drucksteigerungs-Mechanismus das ACE eine entscheidende Rolle. Das bedeutet umgekehrt, dass sich der Blutdruck über dessen medikamentöse Blockierung herabsetzen lässt. Das ist das Prinzip einer Reihe von Blutdrucksenkern, die man zusammenfassend als ACE-Hemmer bezeichnet.

Eines meiner Lieblingshormone, an dessen vermehrter Freisetzung ebenfalls das Angiotensin II beteiligt ist, ist das antidiuretische Hormon (ADH) aus der Hirnanhangdrüse. Es bewirkt, dass in den Nieren mehr Wasser zurückgehalten wird und nicht als Urin den Körper verlässt (daher der Name). Folge: Der Blutdruck steigt.

In der Praxis sieht das so aus: Du sitzt biergeschwängert in der Kneipe und hast die Beine übereinandergeschlagen. Das unangenehme Gefühl im Unterleib hat sich mittlerweile von einem leichten Ziehen zu einem brennenden Stechen gesteigert. Zwar haben empirische Selbststudien vorangegangener früherer Kneipenabende gezeigt, dass du gerade das Richtige tust, denn wenn du jetzt aufs Klo gehst, darfst du nach einer Viertelstunde gleich wieder losmarschieren, doch so richtig wohl fühlst du dich nicht. Und irgendwann hältst du es dann nicht mehr aus und erleichterst mit einem wohligen »Ah« die gequälte Blase. Dass wir nach Bier und Schnaps so dringend aufs Klo müssen, liegt daran, dass Alkohol besagtes ADH hemmt. Denn dann halten die Nieren weniger Wasser im Körper zurück, die Harnblase füllt sich, und wir werden zum menschlichen Wasserfall.

All diese Folgen der Angiotensin-II-Ausschüttung erhöhen den Blutdruck. Kurzfristig kann unser Herz darauf reagieren, und zwar mit seinem rechten Herzohr, einer Ausstülpung des rechten Vorhofs. Wird das durch ein gesteigertes Blutvolumen gedehnt, setzt es ein spezielles Hormon frei, das dafür sorgt, dass die Nieren Natriumchlorid zusammen mit Wasser ausscheiden. In Folge sinkt der Blutdruck.

Ist der Angiotensin-II-Spiegel aber dauerhaft zu hoch, ist die Folge meist ein ebenfalls erhöhter Blutdruck, was, wie wir gesehen haben, Organ- und Gefäßschäden begünstigt. Deshalb sollte man eine Hypertonie grundsätzlich medikamentös behandeln, etwa mit den ACE-Hemmern. Außerdem kann man die Kontraktionskraft des Herzens und damit Blutdruck und Pulsfrequenz mit Beta-Blockern senken. Das sollte aber, vor allem bei einer bestehenden Herzschwäche, behutsam geschehen. Ein schwaches Herz sollte man vorerst nur mit geringsten Mengen behandeln, die man dann so lange steigert, wie es der Patient verträgt. Ansonsten besteht die Gefahr, den Blutdruck zu weit zu senken.

Viele blutdruckrelevante Faktoren wie Ernährung, Alkohol- und Tabakkonsum können wir beeinflussen, andere dagegen kaum oder gar nicht. Die deutsche Hochdruckliga – eine Fachorganisation mit den Schwerpunkten Bluthochdruck und Vorbeugung – hat etwa über einen offensichtlichen Zusammenhang von Bluthochdruck und Geburtsgewicht berichtet. Demnach haben Menschen mit niedrigem Geburtsgewicht häufiger einen zu hohen Blutdruck als schwerere. Und zwar scheint es so zu sein, dass der Blutdruck auffallend leichter Babys anfangs eher zu niedrig ist, dann aber während des ersten Jahres stärker ansteigt als der von normalgewichtigen Neugeborenen.

Grund für diesen unerwarteten Mechanismus ist offenbar das sogenannte Aufholwachstum. Je schneller der kleine Körper nämlich versucht, das fehlende Wachstum nachzuholen, desto mehr steigt sein Risiko für Herz- und Gefäßprobleme, die dann später einen behandlungsbedürftigen Bluthochdruck nach sich ziehen.

Auch die Mutter kann während einer Schwangerschaft mit Blutdruckschwankungen zu kämpfen haben. Das passiert relativ häufig und ist meist ungefährlich. Denn eine Schwangerschaft ist etwas ganz Wunderbares und unser Herz ist bestens darauf vorbereitet, nicht nur für die Mutter, sondern auch für das ungeborene Kind mitzuschlagen.

HERZSCHLAG FÜR ZWEI

Eine Schwangerschaft ist für die werdenden Eltern eine unglaublich aufregende Zeit, verbunden mit jeder Menge Herzklopfen. Wird alles gutgehen? Wie wird unser Leben mit Kind? Spürst du die Tritte auch? Ich bin jedes Mal beeindruckt, wenn ich erlebe, wie so ein kleines Wunder in jemandem heranwächst. Eine relativ kurze Zeitspanne, in der sich viel verändert. Und damit meine ich nicht nur, dass einer meiner Kumpels für sein Baby seinen Sportwagen gegen einen »Pampers-Bomber« tauschen musste. Er hat sogar sein Hobbyzimmer rosa gestrichen und in ein Kinderparadies verwandelt. Zwei Opfer, die er sehr gerne gebracht hat. Viel schwerwiegendere Opfer brachte aber seine Frau. Die hatte in der Schwangerschaft unter anderem mit Blutdruckproblemen zu kämpfen.

Ungefähr ein Viertel der schwangeren Frauen klagt etwa ab der 20. Schwangerschaftswoche über eine schwangerschaftsinduzierte Hypertonie (SiH).[55] Besonders werdende Mütter mit Übergewicht sind davon betroffen. Das ist aber nicht gefährlich, so lange regelmäßige Kontrollen durch einen Arzt stattfinden. Ist der Blutdruck deutlich zu hoch, führt allerdings meist kein Weg am Krankenhaus vorbei. Dort wird dann mit Medikamenten der Blutdruck gesenkt. Aber man muss keine Angst haben, sein Kind mit diesen

....

55 Ärzte nennen das auch Gestationshypertonie.

Medikamenten zu gefährden, denn schließlich achten die Ärzte darauf, dass es der Mutter und dem Ungeborenen so gut wie möglich geht.

Ist das Kind auf der Welt, normalisiert sich der Blutdruck in den meisten Fällen nach etwa drei Monaten auf den Wert vor der Schwangerschaft. Warum der Blutdruck in der Zeit so steigen kann, ist noch nicht hinreichend erforscht, man vermutet aber, dass es mit dem erhöhten Blutvolumen zusammenhängt. Denn das Herz schlägt in der Schwangerschaft nicht nur für die Mutter, sondern dazu auch noch für ihr ungeborenes Kind.

Doch wie sieht das bei einer herzkranken Frau aus? Schließlich ist die Schwangerschaft für den gesamten Organismus und damit auch für das Herz der werdenden Mutter eine immense Belastung. Nicht nur, dass ihr Blutvolumen um die Hälfte ansteigt, auch ihr Herz wird größer. Schließlich muss es ja erheblich mehr leisten. Wie wir eben gesehen haben, sind Blutdruckschwankungen während der Schwangerschaft ohnehin sehr häufig, bei einem bestehenden Herzschaden können sie aber durchaus problematisch werden. Denn wenn das Herz überlastet ist und nicht genug Blut pumpt, ist im schlimmsten Fall das ungeborene Kind unterversorgt. Dann wächst der Embryo nicht so, wie er soll, und wird schlimmstenfalls zu früh oder gar tot geboren. Bei bestimmten Herzproblemen, etwa einem Herzklappenersatz[56] (den bekommt man, wenn eine Herzklappe nicht mehr richtig schließt oder zu eng wird), oder beim Marfan-Syndrom, einer Bindegewebserkrankung mit vielerlei negativen Auswirkungen auf das Herz, rät der Frauenarzt deshalb vorsichtshalber ganz von einer Schwangerschaft ab.

....

56 künstlich eingebrachte Herzklappe

Eine Erkrankung, die immer stärker in den Fokus der aktuellen Forschung rückt, ist die sogenannte peripartale Kardiomyopathie (PPCM).[57] Den komplizierten Fachbegriff kann man in etwa mit »Herzmuskelerkrankung rund um den Geburtstermin« übersetzen. Komplett herzgesunde Frauen zeigen dabei in der letzten Schwangerschaftsphase oder kurz nach der Geburt plötzlich Symptome wie Abgeschlagenheit, Atemnot, Reizhusten, Schwellungen in den Beinen und Herzrasen. Gipfeln kann die dramatische Lage im kardiogenen Schock mit akuter Gefahr für Leib und Leben.

Da bislang noch völlig unklar ist, wie genau diese Krankheit zustande kommt, ist sie Gegenstand intensiver aktueller Forschung, beispielsweise an der Medizinischen Hochschule Hannover. Man vermutet, dass die PPCM eine Erkrankung der inneren Wand der Blutgefäße ist, an deren Entstehung zumindest zum Teil das »Stillhormon« Prolactin[58] beteiligt ist. Zudem scheinen Risikofaktoren wie Bluthochdruck, Rauchen oder Infektionen eine wichtige Rolle zu spielen.

Momentan verfolgen die Wissenschaftler einen medikamentösen Therapieansatz, bei dem ein Arzneimittel namens Bromocriptin das Stillhormon Prolaktin blockiert. Dazu die Leiterin der Studie: »Obwohl die Kriterien, die eine PPCM anzeigen, eindeutig definiert sind, wird die Krankheit häufig nicht erkannt.« Das mag auch daran liegen, dass sich viele Mütter vor und nach der Geburt, wenn in ihrem Körper alles drunter und drüber geht, nicht besonders wohl

....

[57] Krankhafte Herzmuskelveränderung am Ende und nach der Schwangerschaft.

[58] Prolaktin ist das für den Milcheinschuss und die nachgeburtliche Rückbildung der Gebärmutter zuständige Hormon.

fühlen, so dass die Symptome des PPCM schlichtweg übersehen werden.

Zum Glück gibt es nach der Entbindung aber in der Regel keinen Anlass zur Sorge. Im Gegenteil: Die Geburt ist geschafft, ein neues Leben auf die Welt gebracht, und ein zweites kleines Herz schlägt munter und gesund vor sich hin.

DORNRÖSCHENS HERZ

ALLES ÜBER (UN)GESUNDEN SCHLAF, ZU VIEL STRESS, LIEBESKUMMER UND FEHLER IM HERZEN

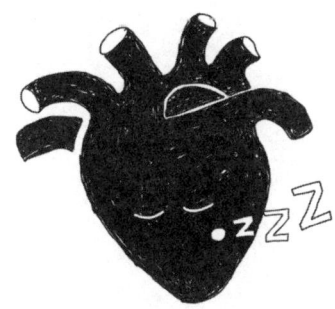

DAS HERZ KANN NICHT EINSCHLAFEN

Ich liege wach in meinem Bett und höre meinem Wecker beim Ticken zu. Wieso kann und kann ich nicht einschlafen? Klar, ich stehe noch immer ziemlich unter Strom – heute war ein stressiger Tag. Nein, eigentlich war das ja schon gestern, denn mittlerweile ist es halb vier. In weniger als drei Stunden wird das blöde Ding schon wieder klingeln. Ich drehe mich von der linken auf die rechte und wieder zurück auf die linke Seite. Dann verbringe ich bestimmt zehn Minuten damit, die perfekte Stelle auf meinem Kopfkissen zu suchen. Ich komme einfach nicht zur Ruhe.

Erst vor einer Woche habe ich über den Zusammenhang von Schlafstörungen und Herzinsuffizienz gelesen. Eine norwegische Forschergruppe hat dazu im *European Heart Journal* die Ergebnisse einer interessanten Studie veröffentlicht, bei der die Wissenschaftler 11 Jahre lang insgesamt 54000 Personen im Alter von 20 bis 90 untersucht haben. Demnach gab es zwar keine eindeutigen Belege dafür, dass eine Schlafstörung unmittelbar das Herzinsuffizienzrisiko steigere, es sei aber immerhin möglich. Denn Schlaflosigkeit bedeute für den Betroffenen Stress, und dabei schütte der Körper eine Reihe von Hormonen aus, die sich allesamt negativ auf das Herz auswirkten. Auf Dauer könne das durchaus eine Herzinsuffizienz zur Folge haben. In besagter Studie litten 1412 Studienteilnehmer an einer Herzschwäche, und zwar auffallend häufig solche, die Mühe mit dem Ein- oder Durchschlafen hatten. Doch wer sagt, dass nicht andere Probleme an ihrer Herzinsuffizienz schuld waren?

Um das zu klären, überprüften die Forscher bei allen Teilnehmern gründlich ihre Lebensweise, maßen Blutdruck und Cholesterin, stellten fest, wie sportlich die Probanden waren und befragten sie zu eventuellen Depressionen und Angststörungen. Auch Körpergröße und Gewicht wurden berücksichtigt. All diese Faktoren wurden aus der Erhebung herausgerechnet. Allerdings untersuchten sie die Probanden nie in einem Schlaflabor, um vielleicht noch andere Krankheiten, die das Risiko für eine Herz- oder Gefäßerkrankung erhöhen, etwa die Schlafapnoe, beurteilen zu können.[59] Trotzdem kam man zu dem Schluss, dass starke Schlafstörungen negative Folgen für unser Herz haben können.

Es ist also sehr wahrscheinlich, dass sich unruhiger Schlaf und die daraus resultierende verminderte nächtliche Erholung direkt auf unsere Herzgesundheit auswirken. Dazu muss man wissen, dass wir, nachdem wir die Augen geschlossen haben, unterschiedliche Schlafphasen durchlaufen.

Die erste ist logischerweise die Einschlafphase. Die kann je nachdem, wie angespannt wir sind und wie aktiv unser Körper noch ist, ziemlich lange dauern. Dabei verabschieden wir uns langsam aus dieser Welt, man kann uns aber noch sehr leicht wecken und in die Realität zurückholen. Lässt man uns erfreulicherweise in Ruhe, verlangsamt sich unser Herzschlag, der Blutdruck sinkt und die Atmung wird gleichmäßiger. Unsere Muskeln, aber vor allem unsere Psy-

....

59 Atemaussetzer während des Schlafes.

che entspannen sich, und wir sind perfekt darauf vorbereitet, in die nächste Phase hinüberzugleiten.

Die nächste Schlafphase dauert nur wenige Minuten. Obwohl die Muskeln sich weiter entspannen, kann es passieren, dass wir in dieser Phase ein paarmal heftig zucken. Wer nicht alleine schläft, hat das sicher schon einmal beim wegdösenden Bettnachbarn beobachtet – oder auch schon mal schmerzlich gespürt, wenn er einen Tritt abbekommen hat.

Dennoch wird das Herz jetzt noch ruhiger, und der Blutdruck sinkt weiter. Unsere Augen bewegen sich unter den Augenlidern nur ganz langsam, und allmählich gleiten wir in den dritten, noch tieferen Schlafabschnitt hinüber. Dabei stehen die Augen so gut wie still, und wir sind vollkommen tiefenentspannt. Es ist allerdings möglich, dass wir in dieser Phase die psychischen Konflikte des Tages, die bisher keine Rolle gespielt haben, noch einmal durchleben. Je schlimmer die waren, desto häufiger werden sie wiederholt, wobei das Herz jedes Mal ein bisschen schneller schlägt. Erst wenn damit Schluss ist, können wir in die vierte Schlafphase übergehen. Darin sinkt die Frequenz der Hirnströme weiter ab, und der Schlaf wird immer tiefer, bis wir schließlich die fünfte Phase, den absoluten Tiefschlaf, erreichen.

Das ist der Abschnitt des Nachtschlafs, in dem sich unser Körper am besten erholt. Das Herz schlägt nur noch schwach, bei manchen Menschen sogar weniger als 50 Mal pro Minute, der Blutdruck ist im Keller, und wir sind vollkommen entspannt. In dieser Phase ruht sich der Körper nicht nur aus, er regeneriert sich auch. Besonders unser Immunsystem nutzt jetzt die Möglichkeit, sich neu zu sortieren. Nur so kann es uns nach dem Aufstehen wieder optimal schützen. Wer zu wenig schläft, wird deshalb zwangsläufig häufiger krank.

Die Tiefschlafphase dauert zwischen eineinhalb und zwei Stunden und wiederholt sich mehrmals in der Nacht. Werden wir in einer solchen Phase geweckt, kommen wir am schlechtesten aus dem Bett und haben furchtbar schlechte Laune. Dürfen wir uns dann wieder hinlegen, sind wir meist gleich wieder eingeschlafen.

Geht die Nacht allmählich dem Ende zu, unterbrechen wir immer häufiger den Tiefschlaf und gelangen in die REM-Phasen[60], in denen sich unsere Augen hektisch bewegen, das Gehirn sehr aktiv wird und Blutdruck sowie Puls wieder steigen. Das sind Phasen, in denen wir träumen, in denen Körper und Geist wieder Dinge verarbeiten, die wir im Wachzustand erlebt haben. Ohne diesen Mechanismus würden wir Stress nicht abbauen, und das kann letztlich zu massiven physischen und psychischen Leiden führen.

Also haben wir jetzt die perfekte Ausrede, bis in den Nachmittag hinein selig zu pennen? Leider nicht. Wie fit ist denn eigentlich Dornröschens Herz? Die hat ja schließlich einen neuen Schlafrekord aufgestellt. Hat das ihrem Herzen geholfen? Wahrscheinlich nicht. Es ist ja schon ein Wunder, dass sie nach einem Jahrhundert Schlaf noch taufrisch aussieht. Denn zu viel Schlaf schadet uns. Das liegt weniger am Schlafen selbst und mehr an dem Bewegungsmangel, der bei unserer Prinzessin mit 100 Jahren extrem ausfällt. Eigentlich müsste sie massiv lädierte Gefäße haben und kein Körperteil mehr bewegen können. Denn ein Körper, der nicht bewegt wird, wird immer schwächer. 100 Jahre zu schlafen konserviert nicht. Selbst, wenn man im Anschluss so romantisch wachgeküsst wird.

Forscher der Universität von West Virgina haben in einer Untersuchung festgestellt, dass Menschen, die Nacht für

....

60 REM steht für »rapid eye movement«, also schnelle Augenbewegungen.

Nacht länger als neun Stunden schlafen, ein fast 50 Prozent höheres Risiko für Herzinfarkt und Herz-Kreislauf-Erkrankungen haben als weniger ausgeprägte Murmeltiere. Demnach beträgt die optimale Schlafdauer für unser Herz sieben Stunden. Schläft man dagegen regelmäßig weniger als fünf Stunden, verdoppelt sich das Herzerkrankungsrisiko sogar. Zu wenig Schlummer schadet also ebenso wie zu viel. Sieben Stunden sind perfekt!

LIEBESKRANKES HERZ

Eines der schönsten und aufwühlendsten Gefühle der Welt ist, frisch verliebt zu sein. Wir brauchen nur an den begehrten Partner zu denken, schon hüpft das Herz in unserer Brust, und wir strotzen vor Plänen und Energie. Und was besonders erfreulich ist: Die dabei ausgeschütteten Glücks- und Bindungshormone tragen langfristig zu unserer Herzgesundheit bei. Wissenschaftler der University of California haben sogar herausgefunden, dass sich der Herzschlag bei Liebespaaren aneinander angleicht, wenn diese einander nur gegenüber sitzen und sich gegenseitig in die Augen blicken. Wobei sich Frauenherzen offenbar schneller dem Rhythmus des geliebten Mannes anpassen als umgekehrt. Wo genau die Ursache dafür liegt, ist noch unklar, aber ist es nicht total romantisch, dass Verliebte miteinander sogar die Herzfrequenz teilen?

Doch was, wenn die Romanze zerbricht? Was passiert dann mit unserem Herzen? Jeder, der schon einmal richtig schlimmen Liebeskummer hatte, kennt den Schmerz des Alleinseins, die Trauer und das Gefühl, sich für ganz und gar wertlos zu halten. Zu groß scheint der Verlust, der Schmerz ist kaum zu ertragen. Morgens aufzustehen, zu duschen und dann den Alltag zu meistern kostet maximale Überwindung. Das Essen schmeckt nicht mehr, und es scheint, als sei die Sonne für immer untergegangen.

Dann spielen wir die Hauptrolle in einer bühnentauglichen Tragödie und leiden unter einem Gefühl der Verzweiflung, das uns nicht nur seelisch, sondern auch körperlich zu zerreißen droht. Doch kann uns eine derartige seelische Belastung wirklich umbringen? Können wir tatsächlich an gebrochenem Herzen sterben?

Ja, das gibt es tatsächlich. Wenn auch sehr selten. Denn Trennungen, anhaltende Trauer nach dem Verlust eines geliebten Menschen sowie andere seelische Dauerbelastungen haben massive Auswirkungen auf unseren Körper. Es müssen gar nicht mal allzu einschneidende Erlebnisse sein, die uns am Ende körperlich schaden. Schon fehlende Anerkennung, Mobbing oder ständiges Gemecker reichen aus, um einen Menschen in eine solche Gratifikationskrise[61] zu treiben, die schließlich massive körperliche Beschwerden auslöst. Die Ursachen für die Schmerzen liegen dann zwar in der Psyche, doch die Schmerzen sind sehr real und keineswegs eingebildet.

Ein weitverbreitetes Krankheitsbild in Industrienationen sind Rückenschmerzen am Arbeitsplatz. Allein die Angst vor dem Schmerz sorgt dafür, dass wir uns anders bewegen, Schonhaltungen einnehmen und uns verspannen. Und schwupps ... befinden wir uns in einem Teufelskreis. Nur jeder fünfte erwachsene Einwohner eines modernen Industriestaates gibt an, noch nie Rückenschmerzen gehabt zu haben, die übrigen 80 Prozent haben schon mindestens einmal darunter gelitten. Die Ursachen dafür können neben der erwähnten Angst vor dem Schmerz anstrengende körperliche Arbeit, vor allem aber auch emotionaler Stress sein. Laut einer Studie des Helmholtz-Zentrums München

....

61 Eine Gratifikationskrise kann dann entstehen, wenn man nach Verausgabung und Aufopferung nicht ausreichend belohnt wird. Sie kann Ursache für psychische Erkrankungen sein.

beliefen sich die durch Rückenschmerzen verursachten Kosten im Jahr 2012 in Deutschland auf 50 Milliarden Euro. Unzufriedenheit und Stress am Arbeitsplatz begünstigen derartige Leiden massiv, aber übertriebene seelische Anspannung beeinflusst nicht nur unsere Körperhaltung, sondern auch unseren Hormonhaushalt und damit die Funktion unserer inneren Organe.

In diesem Zusammenhang ist eine erst seit wenigen Jahren beschriebene Erkrankung besonders interessant: die Stress-Kardiomyopathie, also die krankhafte Veränderung des Herzmuskels durch Stress. Andere Bezeichnungen sind »Broken-Heart-Syndrom«, »transiente linksventrikuläre apikale Ballonierung« oder »Tako-Tsubo-Syndrom«. Besonders häufig betroffen sind Frauen nach der Menopause, die eine Ausnahmesituation mit massivem körperlichem oder seelischem Stress erlebt haben. Die dadurch ausgelöste Funktionsstörung des Herzmuskels ist von den Symptomen – schwere Atemnot und starke Brustschmerzen – her dem Herzinfarkt sehr ähnlich. Im EKG fällt oft eine ST-Streckenhebung, ein für den Herzinfarkt sehr typischer Befund auf. Dazu können ein kardiogener (herzbedingter) Schock, ein sehr schneller, auch unregelmäßiger Herzschlag und sogar Kammerflimmern vorkommen. All das ist akut lebensbedrohend und muss daher so schnell wie möglich behandelt werden.

Im Herzkatheterlabor, wo untersucht wird, ob eine Engstelle in den Herzkranzgefäßen vorliegt, fällt in derartigen Fällen auf, dass die Herzkranzgefäße gar nicht das Problem sind, sondern eine Verformung der Kammer vorliegt. Sie pumpt nicht mehr richtig, ist wie gelähmt. Entspannt sich die Gesamtsituation, beruhigt sich in der Regel auch das Herz wieder. Eine sofortige und intensive Behandlung vorausgesetzt, ist nach etwa einem Monat meist alles vorüber, und die Betroffenen gelten wieder als fit und belastbar. Nur etwa ein Prozent der Fälle enden tödlich.

Am 23. Oktober 2004 kam es in Japan zu einem schweren Erdbeben der Stärke 6,8 auf der Richterskala. Anschließend beschäftigte sich eine japanische Forschergruppe eingehend mit 16 Patienten, bei denen sie das Broken-Heart-Syndrom oder, wie man es in Japan nennt, Tako-Tsubo-Syndrom, diagnostiziert hatten. Tako-Tsubo ist übrigens der Name einer Tintenfischfalle, deren Form an ein Herz mit Broken-Heart-Syndrom erinnert.

Bei den Betroffenen handelte es sich um 15 Frauen und einen Mann mit einem Durchschnittsalter von 71,5 Jahren, die das Beben alle unmittelbar miterlebt hatten. Die Forscher berechneten, dass der dadurch ausgelöste Stress die Auftrittswahrscheinlichkeit des Tako-Tsubo-Syndroms um das 24-fache erhöht hatte. Warum davon allerdings fast nur Frauen betroffen sind, ist noch völlig unklar. Ein Erklärungsversuch macht die emotionalere Grundstruktur von Frauen dafür verantwortlich, doch das scheint mir recht vorschnell gefolgert zu sein.

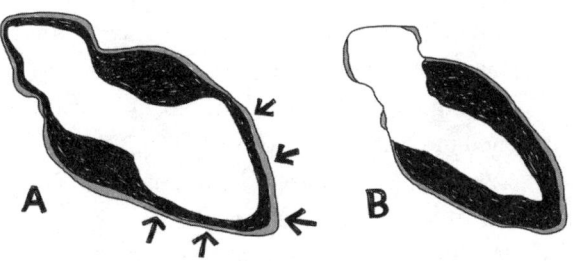

Beim Broken-Heart-Syndrom (A) zieht sich die Muskulatur an der Herzspitze nicht mehr richtig zusammen, B ist gesund.

Ein anderer Erklärungsversuch beruht darauf, dass bei vielen Patienten in derartigen Fällen ein erhöhter Blutspiegel an Stresshormonen aus der Nebennierenrinde, vor allem Adrenalin und Noradrenalin, messbar ist. Und man vermutet, dass der niedrigere Östrogenspiegel von Frauen nach der Menopause das Herz für derartige Stresshormone anfälliger macht, doch auch das erscheint etwas weit hergeholt.

Übrigens können auch erfreuliche Erlebnisse, beispielsweise ein Lottogewinn, das Broken-Heart-Syndrom auslösen, wobei ein Zusammenhang mit den erhöhten Adrenalin- und Noradrenalin-Werten wahrscheinlich scheint. Denn bei einem Nebennierentumor, dem sogenannten Phäochromozytom, bei dem der Tumor ebenfalls eine große Menge dieser Stresshormone freisetzt, sind die Folgen denen des Broken-Heart-Syndroms sehr ähnlich.

Hessischen Forschern zufolge könnte auch die hohe Konzentration eines Proteins namens Sarcolipin in den Muskelzellen der linken Herzkammer von Bedeutung sein. Das bremst nämlich den Einstrom von Kalzium, das wiederum für das Anspannen der Muskelzellen entscheidend ist. Ist zu wenig davon vorhanden, wird der betroffene Muskel deutlich schwächer.

Eine weitere Theorie stammt aus Sachsen, genauer gesagt aus Dresden. Hier haben Forscher festgestellt, dass sich die Wirkung von Adrenalin umkehren kann. Das steigert eigentlich die Anspannung der Muskelzellen, indem es sich an Rezeptoren (Beta-Rezeptoren) auf deren Oberfläche bindet. Daraufhin erhöhen spezielle Proteine über eine chemische Reaktionskaskade in der Zelle die Kontraktionskraft des Muskels. Spritzten die Forscher nun Mäusen sehr viel Adrenalin, veränderten sich diese Rezeptoren, woraufhin andere Proteine – ebenfalls über eine komplexe Reaktionskaskade – die Kontraktionskraft der Muskelzellen deutlich herabsetzten.

Warum ist das so? Eine Theorie besagt, der Körper versuche das Herz vor schädlichen Einflüssen zu schützen, schieße aber im Falle des Broken-Heart-Syndroms darüber hinaus. Und der umgekehrte Adrenalin-Effekt solle im Fall des emotionalen Notstandes eine Überstimulation der Muskelzellen durch Stresshormone verhindern. Schließlich könne dieser Zustand ja ebenfalls lebensgefährlich werden. Im Jahr 2004, in dem Wissenschaftler über ein betroffenes Schwesternpaar berichteten, kam zudem die Vermutung auf, das Risiko, am Broken-Heart-Syndrom zu erkranken, sei genetisch bedingt, und 2006 konnte man von Überlegungen lesen, Auslöser der Krankheit sei möglicherweise eine Virusinfektion mit dem humanen Herpesvirus 5.

Du siehst, es gibt viele Forschungsansätze und Vermutungen zur Ursache des Broken-Heart-Syndroms, aber da die Zahl der beschriebenen Fälle gering ist, ist es bisher bei Annahmen und Theorien geblieben. Um verlässlichere Aussagen machen zu können, wurde 2011 das Internationale Tako-Tsubo-Register (InterTAK) gegründet, an dem sich weltweit 26 Zentren, unter anderem auch diejenigen für Kardiologie und Angiologie der medizinischen Hochschule Hannover, beteiligen. Mittlerweile umfasst dieses Register schon 1500 Datensätze von betroffenen Patienten.

Dank solcher Datenbanken weiß man über die Ursache der Krankheit vielleicht irgendwann Genaueres und kann deshalb ihre Behandlung optimieren. Aber eines kann die Forschung, wie erfolgreich sie auch sein mag, ganz sicher nicht: den Schmerz eines gebrochenen Herzens lindern. Leiden wir an schlimmem Liebeskummer, kann uns kein Arzt der Welt dieses schreckliche Gefühl nehmen. Das Einzige, was vielen zumindest ein bisschen hilft, sind gute

Freunde, bei denen man sich richtig schön ausheulen kann. Und schließlich heilt die Zeit irgendwann jede Wunde. Offen ausgelebter Liebeskummer wird zwar häufig als Schwäche gesehen, aber das kann ich nicht nachvollziehen. Was kann denn menschlicher sein, als von der Liebe zutiefst erschüttert zu werden? Oder eben von deren Verlust?

TICTAC HEILT ALLE WUNDEN

Warum empfinden wir Liebeskummer als besonders schlimm und quälend? Sicher nicht zuletzt deshalb, weil wir uns in unserer Verzweiflung überhaupt nicht vorstellen können, der Schmerz könne je wieder vergehen. Das lässt ihn uns noch intensiver spüren. Mediziner nennen diesen Effekt »Nocebo«, was übersetzt so viel heißt wie »Ich werde schaden«.

Bei einer Impfung kann dieses Phänomen etwa der Grund dafür sein, dass der Geimpfte eine minimale körperliche Reaktion in der Erwartung einer schweren Komplikation als schlimmste Krankheit seines Lebens empfindet. Das geschieht sicher nicht mit Absicht und ist vor allem keinesfalls nur eine Einbildung, vielmehr hat der Nocebo-Effekt durchaus physiologische und messbare Auswirkungen. Es gibt sogar die Geschichte von dem Mann, der einen Herzstillstand erlitt, weil eine ihm gewidmete Voodoo-Puppe »lebensgefährlich verletzt« wurde und er an den Voodoo-Zauber glaubte. Vielleicht nur eine nette Stammtischgeschichte, aber es gibt auch reichlich nachprüfbare Beispiele aus der Medizin.

Ärzte kennen das: Patienten, die ausführlich über Nebenwirkungen verschriebener Arzneimittel aufgeklärt wurden, neigen dazu, häufiger unter diesen Nebenwirkungen zu leiden als nicht aufgeklärte Patienten, die die gleichen Pillen geschluckt haben. Das Spannende: Es ist dabei total egal, ob die Medikamente überhaupt einen Wirkstoff enthalten oder einfach nur »Blindgänger« sind.

Das funktioniert aber auch andersherum. Vor ein paar Jahren habe ich meiner Schwester Heike das Angebot gemacht, im Herbst drei Wochen auf ihre beiden Töchter, meine Nichten, aufzupassen. Genauer gesagt, auf beide Nichten und ihren Vater, meinen Schwager Werner. Vor meinem ersten Einsatz gehe ich ihre Anweisungen sicherheitshalber noch einmal im Kopf durch: Die Mädels morgens aus dem Bett durch das Badezimmer an den Frühstückstisch schleusen, die eine anschließend in den Kindergarten bringen, mich um die andere selbst kümmern und bei alledem stets dafür sorgen, dass die Wohnung nicht zerlegt wird oder abbrennt. Ich habe sämtliche Algorithmen der Kindernotfallmedizin noch einmal durchgeblättert und mir zur Vorbereitung den Schwarzenegger-Film »Kindergartencop« angeschaut. Was soll jetzt noch schiefgehen?

Voller Zuversicht winken meine Schwester und ich uns zum Abschied. Doch schon am ersten Tag werde ich an meine Grenzen geführt. Während ich in der Küche gleich mal ein Gurkenglas fallen lasse und dann beim Versuch, eine Million rasiermesserscharfe Glasscherben vom Boden aufzusammeln, das Mittagessen anbrennen lasse, wird im Kinderzimmer auf einmal gekotzt und gleichzeitig geweint. Doch das ist alles noch beherrschbar. Dann ist aber irgendwann der erste Windelwechsel fällig. Meine große Schwäche. Als auch das einigermaßen gemeistert ist, hole ich zusammen mit der kleinen Katarina ihre große Schwester Sophie aus dem Kindergarten ab. Anschließend gibt es Mittagessen. McDonald's statt Bio-Gemüse, dank meiner Multitasking-Fähigkeiten.

Abends holen wir Werner von der Arbeit ab. Wieder zu Hause, schließt der den Wagen schon ab, als alle vier Autotüren noch offen stehen. Bumm, die Fahrertür fällt zu. Bumm – Bumm, ich schließe die Beifahrer- und eine Hintertür. Bumm, direkt an das Geräusch der letzten zufallenden Tür schließt sich ein markerschütternder Schrei an. Ich renne um das Auto herum. Sophie klemmt mit dem kleinen Finger im Türspalt. Ich versuche hektisch, die Tür zu öffnen. »AUFSCHLIESSEN!«, blaffe ich Werner an. Leider ist die Funkfernbedienung für die Zentralverriegelung ohne Batterie, und der Schlüssel wird nur von einigen Lagen Leukoplast in seiner Plastikfassung gehalten.

Als die Tür endlich wieder offen ist, schauen wir uns zusammen unter der Küchenlampe den verletzten Finger an. Sophie weint bitterlich. Unter dem Nagel hat sich eine Blutblase gebildet, und der Finger ist ganz blau. Wir kühlen erst mal und entscheiden, dass ich mit Sophie ins Krankenhaus fahre und Werner zu Hause auf Katarina aufpasst. Denn ohne Röntgenbild lässt sich nicht entscheiden, ob der Knochen etwas abbekommen hat oder nicht.

Im Auto haben wir zum ersten Mal Ruhe. Sophie schluchzt nur noch ab und zu.

»Warst du schon mal in einem Krankenhaus?«, frage ich, während ich den Motor starte.

»Ja, aber ich hatte noch nie so was Schlimmes!« Sie hat Angst. Das merkt man ihr deutlich an. »Ich will da nicht hin!« Eine dicke Träne kullert über ihre Wange. Meine Nichte so bitterlich weinen zu sehen fühlt sich an, als hätte mein Finger selbst im Türspalt gesteckt.

»Solange ich dabei bin, brauchst du überhaupt keine Angst zu haben. Ich kenne mich doch in Krankenhäusern aus und bleibe die ganze Zeit bei dir. Ehrenwort!«

Sophie nickt zaghaft.

Ich frage: »Was ist grün und wird auf Knopfdruck rot?«
Sie denkt kurz nach. »Hmmm. Weiß nicht …«

»Ein Frosch im Mixer!« Wir lachen beide.

Doch plötzlich verzieht sich ihre Miene, und sie klagt, dass ihr Finger sehr weh tue. Ich kann es kaum ertragen, ihr nur gut zuzureden. Also Warnblinker an und am Straßenrand gehalten. In meiner Jackentasche im Kofferraum finde ich, wonach ich gesucht habe. Wieder im Wagen gebe ich Sophie eine kleine weiße Pille. »Damit sollte es dir besser gehen.« Keine Minute später frage ich, ob es schon besser sei und sie nickt.

Wir fahren über einen Hundehaufen auf der Straße, was ich zum Anlass nehme, ein Lied anzustimmen. »Kacke auf dem Autoreifen – Hey-ladi-ladi-lo. Gibt beim Bremsen braune Streifen – Hey-ladi-ladi-lo.«

Sie kriegt sich kaum mehr ein vor Lachen, bis wir in das Parkhaus neben der Notaufnahme fahren. Beim Röntgen lässt sie alles klaglos über sich ergehen. Sogar als die Finger bei der seitlichen Aufnahme aufgefächert werden, verzieht sie keine Miene.

»Alles gut?«, frage ich.

»Die Tablette hat geholfen«, antwortet sie nickend.

Die Radiologie-Assistentin blickt mich vorwurfsvoll an, ihr Blick sagt »Man darf Kindern nicht einfach Schmerzmittel geben!«.

Wir warten noch etwas in der Kinderecke, dann werden wir aufgerufen und von einem jungen, sympathischen Arzt empfangen. »Wollen wir uns gleich die Bilder anschauen?«, fragt er. Das Problem ist auf den Aufnahmen einfach zu erkennen. Der Arzt dreht sich zu ihr um. »Der ist gebrochen«, sagt er lächelnd.

»Echt?!«, staunt sie und beginnt zu strahlen. »Coooool!«.

Im Versorgungsraum sticht der Arzt ihr noch die Blutblase unter dem Fingernagel auf. Dabei ist er sehr vorsichtig. »Wenn es weh tut, sofort Bescheid sagen.«

»Das tut nicht weh«, sagt Sophie unbeeindruckt und lächelt mich an, während der Arzt ihr mit einer Nadel und ohne Betäubung behutsam den Fingernagel durchbohrt. »Ich habe doch ein Schmerzmittel bekommen!«

Schließlich klebt eine Schwester noch ein Pflaster drüber und legt eine stabilisierende Plastikschiene um den Finger. Das war's.

Warum erzähle ich diese Geschichte? Einerseits, weil ich die mit Abstand coolsten Nichten auf der Welt habe, andererseits aber auch, um zu zeigen, dass man Menschen mit der richtigen Betreuung, indem man sie etwa ablenkt und ihnen das Gefühl gibt, ihnen könne nichts geschehen, sehr wirksam helfen kann. Ach ja ... und mit TicTac. Die helfen bei Schmerzen im Finger ganz besonders.

Das bekannte Phänomen, dessen ich mich bei Sophie bedient habe, war die Umkehr des Nocebo-Effektes: der Placebo-Effekt. Das Wort kommt ebenfalls aus dem Lateinischen und bedeutet wörtlich: »Ich werde gefallen«. Eben dieser Placebo-Effekt ist dafür verantwortlich, dass ein Arzneimittel, an dessen Wirkung man fest glaubt, auch dann hilft, wenn es gar keinen Wirkstoff enthält. Man fühlt sich besser. Und das ist genauso real wie die Verschlechterung der Lage beim Nocebo-Effekt. Beide sind nicht eingebildet.

Ein Bereich der Medizin, bei dem man sich den Placebo-Effekt zunutze macht, ist etwa die Homöopathie. Dabei werden Wirkstoffe teilweise so stark verdünnt, dass sie nicht mehr nachweisbar sind, das heißt, dass von ihnen allenfalls noch einige wenige Moleküle vorhanden sind. Nach allen Erkenntnissen der Wissenschaft können die überhaupt keine Wirkung erzielen. Wenn ich in meinem

Garten eine Aspirin-Tablette vergrabe, hilft das Grundwasser ja auch nicht gegen Kopfschmerzen. Aber dennoch vertrauen viele Menschen auf die heilsame Wirkung homöopathischer Medikamente. Dagegen ist auch gar nichts einzuwenden. Solange jemand Beschwerden hat und sich nach der Einnahme homöopathischer Kügelchen (Globuli) besser fühlt, ist das doch wunderbar. Bei einer ernsten und bedrohlichen Krankheit, etwa einer schweren Infektion, oder bei dauerhaften Beschwerden sollte man aber doch besser auf schulmedizinische Hilfe zurückgreifen.

Die Fachzeitschrift *The Lancet* ist in einer groß angelegten Studie zur Homöopathie zu dem vernichtenden Ergebnis gekommen, die Mittel seien physiologisch, also hinsichtlich ihrer Auswirkung auf körperliche Abläufe, vollkommen wirkungslos. Daraufhin brachten Zeitungen und Illustrierte Titelzeilen wie »Homöopathie beruht auf Einbildung«. Doch das stimmt nicht. Denn homöopathische Präparate eignen sich durchaus dazu, die menschliche Fähigkeit zur »Selbstheilung« zu nutzen. Zwar ist dabei die Verpackung des Wirkstoffes wichtiger als der Inhalt, aber das ändert nichts daran, dass sich diejenigen, die daran glauben, nach der Einnahme deutlich besser fühlen.

So wie Sophie, nachdem ich ihr ein wirkungsloses TicTac verabreicht hatte, das sie für eine Schmerztablette hielt. Man darf solche Hilfsmittel nur nicht zu häufig einsetzen. Sehr unklug verhalten sich etwa Eltern, die ihrem Kind immer gleich Arnica-Kügelchen verabreichen, wenn es auf dem Spielplatz nur mal hingefallen ist. Denn blaue Flecken heilen ganz von selbst, dafür braucht man keine Medikamente, und zwar weder schulmedizinisch akzeptierte noch homöopathische.

Kindern bei jeder Gelegenheit ein vermeintlich ungefährliches Kügelchen zu verpassen ist nämlich durchaus riskant. In der Wahrnehmung des Kindes ist es egal, ob es Tabletten, Tropfen oder eigentlich unwirksame Globuli bekommt, in der Regel hält es all das für Medizin, und man vermittelt ihm so das Gefühl, man müsse bei jedem Wehwehchen Medikamente einnehmen Das kann im Erwachsenenalter zu chronischem Arzneimissbrauch bis hin zur regelrechten Sucht führen.

Erwachsenen sei die Behandlung ihrer Wahl in jedem Fall zugestanden, aber bei Kindern würde ich mich mit wirkstoffhaltigen Medikamenten oder Präparaten, die Ähnlichkeiten mit wirkstoffhaltigen Medikamenten suggerieren, zurückhalten. Denn wenn ein Kinderherz eines nicht gebrauchen kann, dann ist es eine quasi in die Wiege gelegte Affinität zum Medikamenten- und Schmerzmittelmissbrauch.

Viele frei verkäufliche Schmerzmittel können unserem Herzen auf lange Sicht schaden. Laut einer Studie von Forschern des Institutes für Sozial- und Präventivmedizin erhöht beispielsweise Diclofenac, ein frei verkäufliches Schmerzmittel, die Herz-Kreislauf-Sterblichkeit um das Vierfache.

Wenn meine Nichten hinfallen oder sich das Knie aufschlagen, bekommen sie von mir keine Medikamente. Die beiden Mädchen sind nämlich nicht nur witzig und unternehmungslustig, sondern auch robuster, als sie auf den ersten Blick aussehen. Haben sie sich mal weh getan, reicht es vollkommen aus, sie in den Arm zu nehmen und ihnen verständnisvoll zuzuhören. Und natürlich ausgiebig zu pusten.

DAS LÖCHRIGE HERZ

»In der Regel sind Menschen gesund!« – Das ist einer meiner Lieblingssprüche, der vor allem auf Kinder zutrifft. Solange man das Herz mit vernünftiger Ernährung, Sport und ausreichend Entspannung schützt. Das gilt auch schon für die neun Monate, in denen der Nachwuchs im Körper der Mutter heranwächst. Es kann passieren, dass während der Entwicklung im Mutterleib etwas schiefgeht. Leidet eine werdende Mutter in der Schwangerschaft etwa an Diabetes, erkrankt an einer Rötelninfektion oder trinkt Alkohol, steigt das Risiko des ungeborenen Kindes für einen Herzfehler. Hat ein ungeborenes Kind, wie das in Deutschland bei rund 6000 Säuglingen pro Jahr der Fall ist, so einen Herzfehler, kann man das heutzutage meist schon vor der Geburt feststellen. Ein solcher Defekt kann wieder »verwachsen«, aber auch eine Bedrohung für das neugeborene Leben darstellen. Doch mit der richtigen Behandlung erreichen neun von zehn dieser Kinder das Erwachsenenalter.

Während der Herzentwicklung kann im Mutterleib eine ganze Menge schiefgehen, von der unvollständigen Entwicklung der Herzscheidewand bis hin zu merkwürdigen Blutgefäßverläufen. Babys mit genetischen Defekten wie der Trisomie 21[62], besser bekannt als Down-Syndrom, ha-

....

62 Hier ist das 21. Chromosom drei Mal und nicht wie bei gesunden Menschen zwei Mal vorhanden.

ben sogar in 40 bis 60 Prozent der Fälle angeborene Herzfehler, am häufigsten Löcher in der Scheidewand zwischen Herzvorhöfen und -kammern.[63] Aber auch die Herzklappen, Teile des Herzmuskels sowie bindegewebige Abschnitte des Herzens können betroffen sein.

Am häufigsten findet man bei Neugeborenen den sogenannten Ventrikel-Septum-Defekt, bei dem die Trennwand zwischen den zwei Herzkammern ein Loch oder gleich mehrere solche Defekte aufweist. Sind die klein, zeigen sich meist keine Symptome, bei einer größeren Verbindung von Kammer zu Kammer wird jedoch immer, wenn sich das Herz zusammenzieht, Blut aus der linken in die rechte Kammer gedrückt, statt über die Aorta in den Körper gepumpt zu werden. Der dadurch in der rechten Kammer entstehende Überdruck pflanzt sich über die Lungenarterie in die Lunge fort, wodurch diese zunehmend in Mitleidenschaft gezogen wird. Auf Dauer führt das zu einer Linksherzinsuffizienz.

Die zweithäufigste Fehlbildung des Herzens ist die sogenannte Fallot-Tetralogie, bei der gleich vier Defekte nebeneinander auftreten: erstens der gerade beschriebene Ventrikel-Septum-Defekt, zweitens eine Einengung der Ausflussbahn von rechter Herzkammer zur Lunge, drittens eine Vergrößerung der rechten Herzhälfte und viertens eine reitende Aorta. Davon spricht man, wenn die Aorta am Herzen so weit nach rechts verlagert ist, dass in sie nicht nur das sauerstoffreiche Blut aus der linken Herzkammer, sondern auch sauerstoffarmes aus der rechten Kammer hineinfließt.

An Platz drei der angeborenen Herzfehler steht der Vorhof-Septum-Defekt, bei dem das Loch in der Scheidewand

....
63 Atrium-Septum-Defekt und Atrio-Ventrikulärer Septumdefekt

zwischen den beiden Herzvorhöfen sitzt. Das kann sich in Herzrhythmusstörungen sowie einer blassen bis blauen Haut bemerkbar machen und ist meist mit eingeschränkter Leistungsfähigkeit und Atemnot bei Belastung verbunden.

Die Blutversorgung eines ungeborenen Kindes unterscheidet sich erheblich von der eines erwachsenen Menschen. So existiert zum Beispiel eine Verbindung zwischen der Lungenarterie, die aus der rechten Herzkammer kommt, und der aus der linken Kammer entspringenden Aorta. Diese Verbindung nennt man Ductus arteriosus Botalli. Sie existiert, weil ein Fötus seine Lunge ja noch gar nicht benutzt, so dass es keinen Sinn ergäbe, wenn das Blut den umständlichen Weg über den Lungenkreislauf nehmen würde. Das für die Versorgung des kindlichen Körpers unentbehrliche sauerstoffreiche Blut erhält es über die Nabelschnur direkt von der Mutter.

Nach der Geburt verschließt sich dieser Ductus arteriosus Botalli normalerweise. Aber eben nur normalerweise. Immerhin unterbleibt der Verschluss so oft, dass der sogenannte »persistierende Ductus arteriosus Botalli« bei Neugeborenen der vierthäufigste Herzfehler überhaupt ist. Besonders dramatisch ist das für Frühgeborene, dann ist die Verbindung zwischen Aorta und Lungenarterie nach der Geburt weiterhin vorhanden. Dadurch ist oft viel mehr Blut im Lungenkreislauf, was dazu führt, dass sich kleine Risse in den Blutgefäßen von Herz und Lunge bilden können. Dadurch kann eine Herzinsuffizienz entstehen und die peripheren Körperregionen werden schlechter durchblutet. Die Folge: Die Kinder sind nicht so belastbar wie komplett gesunde Kinder, haben oft kalte Arme und Beine und gleichzeitig einen auffallend schnellen und kräftigen Herzschlag (da das Herz automatisch versucht, die unzureichende Sauerstoffversorgung der Organe durch Mehr-arbeit auszugleichen).

Andere angeborene Herzfehler sind Klappendefekte, bei denen eine der ventilartigen Klappen verengt ist oder nicht korrekt schließt. Das Risiko, dass ein Kind mit einem derartigen Herzfehler geboren wird, ist umso größer, je mehr Familienmitglieder ebenfalls einen derartigen Defekt hatten oder noch haben. Es besteht also eine erbliche Ver-anlagung oder mit dem Fachausdruck eine genetische Dis-position.

Mit Ausnahme des persistierenden Ductus arteriosus Botalli, der unter Umständen medikamentös verschlossen werden kann, müssen fast alle angeborenen Herzfehler operativ behoben werden. Zum Glück ist die Kinderherz-chirurgie mittlerweile so weit fortgeschritten, dass bei einem solchen Eingriff häufig nicht mehr zurückbleibt als eine kleine Narbe. Bleibt das Herz trotz Operation und me-dizinischer Maximalversorgung auf Dauer schwächer als bei einem gesunden Menschen, kann der Betroffene auch damit oft noch lange leben, sofern er Rücksicht auf seine Pumpe nimmt und sie nicht überfordert.

SCHLUSS

Unser Herz ist viel mehr als nur ein einfacher Motor. Schon seit Jahrhunderten ist es ein von Amor mit Pfeilen beschossenes Symbol für Lust, Liebe und Leidenschaft. Obwohl es eines der am besten erforschten Organe unseres Körpers ist, sind über das Zusammenspiel von Herz, Körper und Psyche noch jede Menge Fragen offen.

Weltweit arbeiten Wissenschaftler mit Feuereifer daran, diesem mysteriösen Kraftpaket ein Geheimnis nach dem anderen zu entlocken und seine Mechanismen vor allem auf molekularer Ebene immer besser zu verstehen. Denn ohne die moderne Herzforschung wäre der medizinische Fortschritt niemals auf dem heutigen Stand und unsere Lebenserwartung ganz sicher nicht so hoch. Die medizinische Forschung streckt ihre Fühler in so viele Richtungen aus: Schlaf, Sex, Ernährung – die Liste ist unvorstellbar lang. Das Hauptziel der Herzforschung ist Leben zu verlängern oder gar zu retten. Wie wir gesehen haben, haben Forscher erhebliche Fortschritte bei der Beantwortung der Frage gemacht, warum man doch an gebrochenem Herzen sterben kann. Das Broken-Heart-Syndrom ist in den letzten Jahren immer mehr in den Fokus der tagesaktuellen Forschung gerückt. Und je besser man diese Krankheit versteht, desto erfolgreicher kann man sie behandeln.

Doch die Forschung hat uns vor allem eine Erkenntnis geliefert: Ein gesundes Herz braucht einen gesunden Körper und eine gesunde Psyche, nur in dieser Umgebung kann es perfekt funktionieren. Ohne die tatkräftige Unterstützung anderer Organe würde es nicht rund laufen. Das Herz ist ein Teamplayer. Die Nieren beispielsweise sind maßgeblich daran beteiligt, die Flüssigkeitsmenge in unseren Gefäßen zu regulieren und je nach Bedarf den Blutdruck zu heben oder zu senken. Dabei helfen ihnen Substanzen, die in unterschiedlichen Organen und Geweben produziert werden. Sie stellen unsere Blutgefäße nach Bedarf weiter oder enger, heben oder senken die Frequenz des Herzens und beeinflussen seine Schlagkraft. Wäre das nicht der Fall, wäre unser Herz sehr schnell erschöpft.

Ohne die anderen Organe und die vielen kleinen Helfer im Blut wäre unser Herz, um einen technischen Vergleich anzustellen, nur ein einfaches einsames Zahnrad. Infolge der vielfältigen Unterstützung ist es aber viel mehr, nämlich die entscheidende Triebfeder in einem komplexen Mechanismus. Ab und zu muss es vielleicht mal geölt und unter Umständen muss sogar ein Teil ausgetauscht werden, doch das ist erstaunlich selten erforderlich. Und je tiefer die Forschung in dieses Uhrwerk vordringt, desto klarer wird: Die komplette Wahrheit über das Herz und den Körper gibt es nicht. Man kann nur immer neue Mosaiksteinchen dieses Kunstwerkes freilegen, um festzustellen, dass es wesentlich umfangreicher ist als gedacht.

Aber auch, wenn die Forscher wohl nie an ein Ende ihrer Sisyphusarbeit kommen werden, so gelangen sie doch immer wieder zu neuen Erkenntnissen, wie man Herzpatienten noch wirkungsvoller behandeln und ihnen ein besseres Leben bescheren kann. Unserem Herzen selbst ist es zum Glück egal, ob wir es verstehen. Es steht uns immer zur Seite.

Letztens las ich folgenden Spruch: Keine Sorge. Unsere Herzen sind wie Macheten; wir werden uns damit einen Weg durch das Dickicht schlagen.

Eine großartige Hommage an einen treuen Freund, auf den wir uns immer und überall verlassen können. An einen kräftigen und ausdauernden Wegbegleiter, der für seine aufopferungsvolle Tätigkeit als Gegenleistung nicht mehr erwartet, als dass wir ihn gut behandeln.

NACHBEMERKUNG

Wenn du Fragen hast, wenn dir einige Punkte in diesem Buch unklar sind oder du der Meinung bist, sie seien zu kurz gekommen, dann schreib mir doch einfach eine Mail an info@herzrasenmaeher.de. Ich freue mich über Post!

DANK

Es gibt viele Menschen, ohne die dieses Buch nicht hätte entstehen können.

Mein besonderer Dank gilt meiner Lektorin Marieke. Hättest du mich damals nicht nach dem Auftritt in Berlin angesprochen, wäre es nie zu diesem Projekt gekommen. Vielen Dank dafür und für deine Engelsgeduld, deine große Hilfe und das viele Herzblut, das du in dieses Projekt hast fließen lassen. Es war ein Geschenk mit dir an diesem Buch arbeiten zu dürfen und wird mir immer in Erinnerung bleiben.

Weiterer Dank gilt einem grandiosen Lehrmeister und guten Freund: Tobias Sonnenberg, einem Mediziner aus Kiel. Du bist eine großartige Unterstützung in allen Lebenslagen. Danke für die belebenden Gespräche und die kritische Durchsicht des Manuskriptes.

Ich möchte mich bei allen bedanken, die mich zum Schreiben bei sich aufgenommen haben und/oder für so viel Abwechslung und Anregungen gesorgt haben. Vor allem bei meinen Eltern und meiner Familie.

Außerdem danke ich Simon Z., Claudia, Dirk, Zemmi, Miri, den Enzlers, insbesondere Bella und Christoph, Jonas, Philipp E., Heike, Katarina, Werner, Gregor, Miriam, Michael und Simon H., den Falbs, insbesondere Alex, Britta und Felix.

Großer Dank gilt der AG Schieffer von der Uni Marburg,

den Ullstein Buchverlagen, scienceslam.net (Gregor und policult), Luups (Karsten), Halternativ. e.V. (Tobias), scienceslam.de (Julia), den Science-Slammern Reinhard R. und Tim G., dem Deutsch-Russischen Forum (Sibylle und Sandra), allen HiOrgs, Rettungsdiensten und Stationen für die ich arbeiten durfte.

Zum Abschluss möchte ich mich bei Christine bedanken. Du hast mich zum ersten Mal auf die Bühne geholt. Danke für die tollen Abende, die darauf folgten und diesen Riesenspaß. Du hast in mir etwas hervorgelockt, das mir selbst bis dahin unbekannt war.

Habe ich dich vergessen? Bitte hier nachtragen:

Vielen Dank _____!

Ohne euch alle würde das Buch nicht so aussehen oder wäre gar nicht entstanden. Vielen Dank. Ihr habt alle einen Platz in meinem Herzen sicher!

QUELLENVERZEICHNIS

Ich habe vor allem Quellen zu den Inhalten aufgeschrieben, die sich nicht in Standartlehrbüchern oder über Online-Nachschlagedienste wie flexikon.de oder wikipedia.org finden lassen.

1. Die Schleife im Herzen

Berger, Felix: »Das Herz eines Neugeborenen ist nicht größer als eine Walnuss«, in: Gesundheitsberater Berlin, 6. August 2015, unter http://www.gesundheitsberater-berlin.de/praxis/krankheiten-von-a-z/kardiologie-fur-kinder/interview-das-herz-eines-neugeborenen-ist-nicht-grosser-als-eine-walnuss--2 (abgerufen im September 2015).

Dick, Wolfgang (Hrsg.): *Notfall und Intensivmedizin*, Berlin, New York: 2001, unter: http://www.degruyter.com/viewbooktoc/product/4674 (abgerufen im September 2015).

Tichatschek, Edgar: »Herzfehler bei Kindern«, in: Netdoktor, November 2000, unter http://www.netdoktor.at/krankheit/herzfehler-bei-babys-7273 (abgerufen im September 2015).

Blanck, Nathalie: »Gefäße – Straßen unseres Körpers«, in Gesundheit, 9. Mai 2012, unter http://www.gesundheit.de/krankheiten/gefaesserkrankungen/die-gefaesse-des-

menschen/gefaesse-strassen-unseres-koerpers (abgerufen im September 2015).
Institut für Film, Bild und Ton: *Die Entwicklung des Herzens,* Berlin: 1988; unter: https://www.youtube.com/
watch?v=a-TPN5AEWUs (abgerufen im September 2015)

2. Die kardiale Rohrverstopfung

Bruckenberger, Ernst: *Herzbericht 2010.* Hannover: 2011;
unter http://bruckenberger.de/pdf/hzb23_10auszug.pdf
(abgerufen im September 2015).
Rettungsschule DRK Landesverband Niedersachsen e.V.
(Hrsg.): *Notfallrettung und qualifizierter Krankentransport,*
Goslar: 2006.

3. Russisches Roulette mit Herz

Pope et al.: *Cardiovascular mortality and exposure to airborne
fine particulate matter and cigarette smoke: shape of the
exposure-response relationship.* In: Circulation 120, 2009,
S. 941–948.
Goslawski et al.: »Binge Drinking Impairs Vascular
Function in Young Adults«, in: Journal of the American
College of Cardiology, 62(3), San Diego: 2013, S. 201–207.
Initiative Herzbewusst: *Herzinfarktrisiko durch das Rauchen
– Das sollten sie wissen,* unter: https://www.herzbewusst.
de/angina-pectoris/risikofaktoren-herzinfarkt/herz
infarktrisiko-rauchen (abgerufen im September 2015).
Deutsches Krebsforschungszentrum (Hrsg.): *Durch Rauchen
und Passivrauchen verursachte Erkrankungen des Herz-
Kreislaufsystems,* Heidelberg: 2008, unter https://www.
dkfz.de/de/tabakkontrolle/download/Publikationen/FzR/
FzR_Herz-Kreislauf.pdf (abgerufen im September 2015).

Overbeck, Peter; »Quartalssaufen schädigt schon junge Gefäße«, in: Ärzte Zeitung, 10. Juli 2013, unter http://www.
aerztezeitung.de/medizin/krankheiten/neuro-psychi
atrische_krankheiten/suchtkrankheiten/article/841269/
alkohol-quartalsaufen-schaedigt-schon-junge-gefaesse.
html (abgerufen im September 2015).

Landeszentrale für Gesundheitsförderung in Rheinland-
Pfalz e.V.: Alkohol – ein Risiko für Herzerkrankungen,
Februar 2007, unter: https://www.lzg-rlp.de/service/
gesundheitstelefon/text/artikel/358/?no_cache=1 (abgerufen im September 2015).

4.Stau im Herzen

Nicholls et al.: *Effect of Two Intensive Statin Regimens on Pro-
gression of Coronary Disease,* in: The New England Journal
of Medicine Vol. 365, Waltham: 2011, S. 2078–2087.

Steinberg, Daniel; Parthasarathy, Sampath; Carew, Thomas
E.; Khoo, John C. and Witztum Joseph L.: *Beyond Cholesterol, Modification of low-density lipoprotein that increase its
atherogenicity* in: The New England Journal of Medicine
Vol. 320, Waltham: 1989, S. 915–924.

Haberland, Margaret E.; Steinbrecher Urs P.: *Modified
Low-Density Lipoprotein: Diversity and biological relevance
in atherogenesis in Monographs in human Genetics,* Basel:
1992, S. 35–61.

Rauramaa, Rainer; Halonen Pirjo, Väisänen Sari B. et al.:
Effects of aerobic physical exercise on inflammation
and atherosclerosis in men: the DNASCO study, in:
Annals of Internal Medicine Vol. 140, Philadelphia: 2004,
S. 1007–1014.

Bates, Amanda: »Young, apparently healthy – and at risk
of heart disease«, in: Innovations Report, 25. Oktober

2011, unter: http://www.innovations-report.de/html/
berichte/medizin-gesundheit/young-apparently-heal
thy-risk-heart-disease-184469.html (abgerufen im
September 2015).

Bosilijanoff, Peter: *Die Saturn-Studie,* in: Thieme Kongress
Spotlights, München: 2012, unter: https://www.thieme.
de/statics/dokumente/thieme/final/de/dokumente/
zw_aktuelle-kardiologie/Musterartikel_Kongress-Spot
lights_Bsp.pdf (abgerufen im September 2015).

Libby, Peter: »Arteriosklerose als Entzündung«, in: Spek-
trum der Wissenschaft 7, 01. Juli 2002, unter: http://
www.spektrum.de/magazin/arteriosklerose-als-
entzuendung/828880 (abgerufen im September 2015).

Schweikart, Jörg: »Arteriosklerose Ursachen und Entstehung«, in: Arteriosklerose, unter: http://www.arterio
sklerose.org/ursachen/ (abgerufen im September 2015).

5. Nach Herzenslust schlemmen

Wu, Jason; H. Y et al.: *Circulating omega-6 polyunsaturated
fatty acids and total and cause-specific mortality – The
Cardiovascular Health Study,* in: Circulation 130, 2014,
S. 1245–1253.

Jakobsen, Marianne Uhre et al.: Major types of dietary fat
and risk of coronary heart disease: a pooled analysis
of 11 cohort studies. The American Journal of Clinical
Nutrition, 2009; 89: 1425–32

Thornton, John R.; Emmet, Pauline M.; Heaton, Kenneth
W.: *Diet and gall stones: effects of refined and unrefined
carbohydrate diets on bile cholesterol saturation and bile acid
metabolism, Gut* 24.1 (1983): 2–6.

Farvid, Maryam S. et al.: *Dietary linoleic acid and risk of
coronary heart disease: a systematic review and meta-ana-*

lysis of prospective cohort studies, in: Circulation 130, 2014, S. 1568–1578.

Allam, Adel H. et al.: Atherosclerosis in Ancient Egyptian Mummies, The Horus Study, in: Journal of the American College of Cardiology Vol. 4, 2011, S. 315–327.

Avena, Nicole M.; Rada, Pedro; Hoebel, Bartley G.: Evidence for sugar addiction: Behavioral and neurochemical effects of intermittent, excessive sugar intake, in: Neurosci Biobehav Rev., 2008; 32(1): 20–39.

Thompson, Randall C et al.: Atherosclerosis across 4000 years of human history: the Horus study of four ancient populations, in: The Lancet Volume 381, No. 9873, 6 April 2013, S. 1211–1222.

Chiu, Chung-Jung; Milton, Roy C.; Klein, Ronald; Gensler, Gary; Taylor, Allen: Dietary Compound Score and Risk of Age-Related Macular Degeneration in the Age-Related Eye Disease Study, in: Ophtalmology, Volume 116, Issue 5, 2009, S. 939–946.

Steinhart, Hans; Küchler, Torben; Berger, Michael; Maaßen, Andrea; Busch-Stockfisch, Mechthild: Tiefkühlgemüse – Nährstoffe und sensorische Qualität. Tagungsband 62. Diskussionstagung des Forschungskreises der Ernährungsindustrie: Hamburg; Bonn, 2014, 29–46 (2004).

Zentrum der Gesundheit: »Heilkräftige Lebensmittel für ein gesundes Herz«, in: Zentrum der Gesundheit, letzte Aktualisierung: 6. September 2015, unter: http://www.zentrum-der-gesundheit.de/herzkrankheiten-hilfreiche-lebensmittel-ia.html (abgerufen im September 2015).

Deutsche Gesellschaft für Ernährung e.V.; Mehrfach ungesättigte Fettsäuren senken das Risiko für koronare Herzkrankheiten, 27. April 2010, unter: https://www.dge.de/uploads/media/DGE-Pressemeldung-aktuell-07-2010-SFA-PUFA.pdf (abgerufen im September 2015).

Deutsches Grünes Kreuz e.V.: *Omega-3- und Omega-6-Fett-säuren,* unter: http://dgk.de/meldungen/praevention-und-anti-aging/omega-3-und-omega-6-fettsaeuren. html (abgerufen im September 2015).

The European Food Information Council (EUFIC): *Omega-6 fatty acids associated with lower risks of heart disease and death,* »Artikel«, in: Nutri-Facts, 15. April 2015, unter: http://www.nutri-facts.org/eng/expert-opinion/detail/backPid/598/article/omega-6-fatty-acids-and-the-risks-of-heart-disease/ (abgerufen im September 2015).

Assmann, Gerd; Wahrburg, Ursel: *Herzgesund Essen, Mit Genuss der Gesundheit Gutes tun,* in: Assman Stiftung für Pävention, Münster: 2006, unter: http://www.assmann-stiftung.de/wp-content/uploads/2013/05/herzgesund_essen_broschuere_web.pdf (abgerufen im September 2015).

Sibbel, Lea; Kirchner, Julia: »So gefährlich sind Fett, Salz, Zucker und Alkohol«, in: Die Welt, 09. Februar 2015, unter: http://www.welt.de/gesundheit/article137280281/So-gefaehrlich-sind-Fett-Salz-Zucker-und-Alkohol.html (abgerufen im September 2015).

Zentrum der Gesundheit: »7 Vorteile von Omega-3-Fett-säuren«, in: Zentrum der Gesundheit, letzte Ak-tualisierung: 6. September 2015, unter: http://www.zentrum-der-gesundheit.de/omega-3-fettsaeuren.html (abgerufen im September 2015).

Müssig, Karsten: »Zucker setzt Dopamin frei«, in: Kölner Stadtanzeiger 23. September 2013, unter: http://www.ksta.de/freizeit/interview-zucker-setzt-dopamin-frei,15190120,24409620.html (abgerufen im September 2015).

Riedel, Christian: »Warum buntes Essen gesund ist«, in: Netzathletenmagazin 19. September 2015, unter: http://

www.netzathleten.de/gesundheit/aufgedeckt/item/2454
-warum-buntes-essen-gesund-ist (abgerufen im September 2015).
Neurologen und Psychiater im Netz: »Gesunder Lebensstil
beugt Schlaganfall vor«, 27. Januar 2015, unter:
http://www.neurologen-und-psychiater-im-netz.org/
neurologie/ratgeber-archiv/meldungen/article/gesun
der-lebensstil-beugt-schlaganfall-vor/ (abgerufen im
September 2015).
Deutsches Tiefkühlinstitut: *Erntefrische auf Vorrat: Eine
Studie zu verschiedenen Gemüsearten,* Berlin, 2007, unter:
http://www.tiefkuehlkost.de/info-center/broschueren/
frische-broschuere (abgerufen im September 2015).
Beutelsbacher, Stefan: «Die gefährliche Salzsucht der
Deutschen«, in: Die Welt 04. Februar 2015, unter:
http://www.welt.de/wirtschaft/article137090819/Die-
gefaehrliche-Salzsucht-der-Deutschen.html (abgerufen
im September 2015).
Gohlke Helmut: »Erhöhen Eier den Cholesterin-Spiegel?«
in: Deutsche Herzstiftung, 20. August 2015, unter
http://www.herzstiftung.de/Cholesterin-Eier.html
(abgerufen im September 2015).
Gonzales, Constantin: »Alles was man über Kohlehydrate
wissen sollte«, in: Paleosophie, 25. Juli 2015, unter:
http://blog.paleosophie.de/2012/08/31/alles-was-man-
ueber-kohlenhydrate-wissen-sollte-teil-1-was-genau-
sinc-kohlenhydrate/ (abgerufen im September 2015).

6. Herzrasen kann man nicht mähen

Arbelo, Elena et al.: *The Atrial Fibrillation Ablation Pilot
Study: an European Survey on Methodology and Results of
Catheter Ablation for Atrial Fibrillation: conducted by the Eu-*

ropean Heart Rhythm Association, European Heart Journal, 31. Januar 2014, unter: http://eurheartj.oxfordjournals. org/content/ehj/early/2014/01/30/eurheartj.ehu001.full. pdf (abgerufen im September 2015).

Jörg, Gabriele: »Warum Menschen anderen nicht helfen«, in: Hochschule Heidelberg, 20. August 2015, unter: http://www.hochschule-heidelberg.de/de/fakultaet-fuer-angewandte-psychologie/archiv/warum-helfen-menschen-anderen-nicht/ (abgerufen im September 2015).

Kerckhoff-Klinik: »Herzrhythmusstörungen – das sollten Sie wissen!«, in: Wissenswertes von A–Z, Juli 2011, unter: http://www.kerckhoff-klinik.de/patienten/wis senswertesvona-z/herzrhythmusstoerungen_das_soll ten_sie_wissen/ (abgerufen im September 2015).

Kerckhoff-Klinik: »Vorhofflimmern«, in: Wissenswertes von A–Z, unter: http://www.kerckhoff-klinik.de/patien ten/wissenswertesvona-z/informationen_zum_vorhof flimmern/ (abgerufen im September 2015).

Ärzte Zeitung: »Jeder Zweite nach Katheterablation be-schwerdefrei«, in: Ärzte Zeitung, 02. September 2015, unter: http://www.aerztezeitung.de/medizin/krankhei ten/herzkreislauf/herzinfarkt/article/820831/vorhofflim mern-jeder-zweite-nach-katheterablation-beschwerde frei.html (abgerufen im September 2015)

Medtronic: »Ablauf einer Katheterablation«, in: Medtronic, 14. August 2015, über: http://www.medtronic.de/erkran kungen/vorhofarrhythmien/eingriff/katheterablation/ index.htm (abgerufen im September 2015).

Die Welt: «Polizei ermittelt gege Gaffer von der A2«, in: Die Welt, 10. Februar 2015, unter: http://www.welt.de/ vermischtes/article137299252/Polizei-ermittelt-gegen-Gaffer-von-der-A2.html (abgerufen im September 2015).

7. Bettsport fürs Herz

Carsten, Karel Willem et al.: *The Neuropeptide Oxytocin Regulates Parochial Altruism in Intergroup Conflict Among Humans,* in: Science Vol. 328 no. 5984, 11. Juni 2010, S. 1408–1411.

Haake, Philip; Krueger, Tillmann H.C.; Goebel, Marion U.; Heberling, Katharina M. Hartmann, Uwe; Schedlowski, Manfred: *Effects of Sexual Arousal on Lymphocyte Subset Circulation and Cytokine Production,* in: Neuroimmunomodulation Vol. 11, No. 5, 2004, S. 293–298.

Cirillo, Dominic J; Wallace, Robert B.; Wu, LieLing; Yood, Robert A: *Effect of hormone therapy on risk of hip and knee joint replacement in the Women's Health Initiative,* in: Arthritis Rheum 54, 2006; S. 3194 –3204.

Straub, Rainer H.: »The Complex Role of Estrogens in Inflammation«, in: Endocrine Society, 1. Juli 2013, unter: http://press.endocrine.org/doi/abs/10.1210/er.2007-0001 (abgerufen im September 2015).

Santen, Richard J., et al. »Postmenopausal hormone therapy: an Endocrine Society scientific statement.« *The Journal of Clinical Endocrinology & Metabolism* 95.7, supplement 1, (2010): S1–66.

Eckstein, Monika et al.: *Oxytocin Facilitates the Extinction of conditioned Fear in Humans,* in: Society of Biological Psychatry, Oktober 2014

Kuhl, Herbert (Hrsg.): *Sexualhormone und Psyche: Grundlagen, Symptomatik, Erkrankungen, Therapie,* Stuttgart; New York: 2002.

Kaushansky, Kenneth; Lichtman, Marshall A.; Beutler, Ernest et al.: *Williams Hematology,* New York, Chicago, San Francisco, Lisbon, London, Madrid, Mexico City, Milan, New Dehli, San Juan, Seoul, Singapore, Sydney, Toronto: 2010.

Pharmazeutische Zeitung: »Kuschelhormon Oxytocin«, in: Pharmazeutische Zeitung 05/2011, Mai 2011, unter: http://www.pharmazeutische-zeitung.de/index.php?id=36679 (abgerufen im September 2015).

Pharmazeutische Zeitung: »Kuschelhormon: Ängste bewältigen mit Oxytocin«, in: Pharmazeutische Zeitung 48/2014, 12. November 2014, unter: http://www.pharmazeutische-zeitung.de/index.php?id=55285 (abgerufen im September 2015).

Miller, Greg: »Die dunkle Seite des Kuschelhormons«, in: Süddeutsche Zeitung, 18. Januar 2013, unter: http://www.sueddeutsche.de/wissen/sozialverhalten-die-dunkle-seite-des-kuschelhormons-1.1576212 (abgerufen im September 2015).

Stein, Patrycja et al.: *Auswirkungen von Sexualhormonen auf die Psyche*, in: SexMedPedia – Sexualmedizinische Enzyklopädie, November 2010, unter: http://www.sexmedpedia.com/artikel/auswirkungen-von-sexualhormonen-auf-die-psyche (abgerufen im September 2015).

Wagner, Beatrice: »So wirkt Sex auf die Gesundheit«, in: Medical Tribune, 12. Juni 2011, unter: http://www.medical-tribune.de/home/news/artikeldetail/so-wirkt-sex-auf-die-gesundheit.html (abgerufen im September 2015).

Spiegel-Online Wissenschaft: »Dopamin-Ausschüttung: Gehirn von Psychopathen giert nach Belohnung« / »Artikel«, in: SPON Wissenschaft, 15. März 2010, unter: http://www.spiegel.de/wissenschaft/mensch/dopamin-ausschuettung-gehirn-von-psychopathen-giert-nach-belohnung-a-683605.html (abgerufen im September 2015).

Czichos, Joachim: »Östrogen bekämpft Entzündungen und beschleunigt die Wundheilung« in: Die Welt, 15. März 2003, unter: http://www.welt.de/print-welt/

article693671/Oestrogen-bekaempft-Entzuendungen-
und-beschleunigt-die-Wundheilung.html (abgerufen im
September 2015).

Stolze, Cornelia: »Was beim Sex im Kopf passiert«, in:
Stern, 20. August 2015, unter: http://www.stern.de/ge
sundheit/sexualitaet/grundlagen/hirnforschung-was-
beim-sex-im-kopf-passiert-3152392.html (abgerufen im
September 2015).

BBC News: »Sex drive link to prostate cancer«, in:
BBC One Minute World News, 26. Januar 2009, unter:
http://news.bbc.co.uk/2/hi/health/7850666.stm (abgerufen im September 2015).

Stute, Petra: »Östrogene und Gelenkschmerzen«, in:
Deutsche Menopause Gesellschaft e.V., Juni 2013, unter:
http://www.menopause-gesellschaft.de/mpg/down
loads/DMG-Newsletter_06-2013_SC.pdf (abgerufen im
September 2015).

Seyfried, Fabian: »Impfstoff-Herstellung – Vom Virus zur
Apotheke«, in: NetDoktor, 22. April 2015, unter:
http://www.netdoktor.de/Gesund-Leben/Impfungen/
Wissen/Impfstoff-Herstellung-Vom-Vir-10531.html
(abgerufen im September 2015).

Sanofi Pasteur Merck & Co. Inc. mit Sharp & Dohme (MSD):
»Verdienst von Impfungen«, in: Sanofi Pasteur MSD –
Impfstoffe fürs Leben, 20. August 2015, unter:
http://www.spmsd.de/impfstoffe/verdienst-von-imp
fungen / (abgerufen im September 2015).

Bundesverband für Gesundheitsinformation und Ver-
braucherschutz – Info Gesundheit e.V.: »Impfempfeh-
lungen für chronisch Kranke und immungeschwächte
Menschen«, in: BGV Info Gesundheit e.V., Bonn, unter:
http://www.bgv-impfen.de/chronisch.html (abgerufen
im September 2015).

DeStatis – Wissen Nutzen: »Gesundheit, Diagnosedaten
der Patienten und Patientinnen in Krankenhäusern« –
2012, »Publikation«, in: Fachserie 12 Reihe 6.2.1,
Wiesbaden: 2013, unter: https://www.destatis.de/DE/
Publikationen/Thematisch/Gesundheit/Krankenhaeu
ser/DiagnosedatenKrankenhaus2120621127004.pdf?__
blob=publicationFile (abgerufen im September 2015).

8. Rhythmische Hergymnastik

D'Souza, Alicia et al: *Exercise training reduces resting heart
rate via downregulation of the funny channel HCN4, in:
Nature communications*, 5. Jg., 13. Mai 2014, unter:
http://www.researchgate.net/profile/Gwilym_Morris/
publication/262306078_Exercise_training_reduces_res
ting_heart_rate_via_downregulation_of_the_funny_
channel_HCN4/links/004635372ff21e7cd1000000.pdf
(abgerufen im September 2015)
Kingenberg, Markus: »So entsteht ein Sportlerherz«, in:
Netzathletenmagazin, 11. August 2009, unter:
http://www.netzathleten.de/gesundheit/aufgedeckt/
item/430-so-entsteht-ein-sportlerherz (abgerufen im
September 2015).

9. Ohne Druck läuft nichts

Goebel, Ralf et al.: Arterielle Hypertonie. Teil 1: Epidemio-
logie, Definition und nicht medikamentöse Behandlungsstrategien, in: PZ Prisma 14, 2007, S. 137–148.
Mancia, Giuseppe et al.: *2007 ESH-ESC Practice Guidelines
for the Management of Arterial Hypertension: ESH-ESC
Task Force on the Management of Arterial Hypertension*, in:
Journal of Hypertension. 25, 2007, S. 1751–1762.

Deutsche Hochdruckliga e. V. – Deutsche Hypertonie
 Gesellschaft: *Leitlinien für das Management der arteriellen
 Hypertonie*, Heidelberg; Düsseldorf: 2013, unter:
 http://www.hochdruckliga.de/bluthochdruck-behand
 ·lung-leitlinien.html (abgerufen im September 2015).
Pharmazeutische Zeitung: »Kuschelhormon Oxytocin«,
 in: Pharmazeutische Zeitung 05/2011, Mai 2011, unter: http://www.pharmazeutische-zeitung.de/index.
 php?id=36679 (abgerufen im September 2015).
Griese, Nina; Goebel, Ralf; Müller, Uta; Schulz, Martin;
 Hoyer, Joachim: »Hypertonie – Grenzwerte für Blut-
 druckscreening«, in: Pharmazeutische Zeitung
 16/2009, 13. April 2009, unter: http://www.pharma
 zeutische-zeitung.de/?id=29582 (abgerufen im September 2015).
Amann, Kerstin; Benz, Kerstin: »Bluthochdruck beginnt
 schon im Mutterleib«, in: Deutsche Hochdruckliga
 e. V. – Deutsche Hypertonie Gesellschaft, 28. Dezember
 2011, unter: http://www.hochdruckliga.de/bluthoch
 druck-beginnt-schon-im-mutterleib.html (abgerufen im
 September 2015).

10. Dornröschens Herz

Henchoz Yves et al.: Effects of noxious stimulation and
 pain expectations on neuromuscular control of the spine in patients with chronic low back pain, in: The Spine
 Journal, 31. Mai 2013, unter: http://www.sciencedirect.
 com/science/article/pii/S1529943013013739 (abgerufen
 im September 2015).
Trelle, Sven; Reichenbach, Stephan; Wandel, Simon;
 Hildebrand, Pius; Tschannen, Beatrice; Villiger, Peter M
 et al.: *Cardiovascular safety of non-steroidal anti-inflamma-*

tory drugs: network meta-analysis, in: The British Medical
Journal, 2011; 342 :c7086.

Masahito, Sato et al.: *Increased Incidence of Transient Left
Ventricular Apical Ballooning (So-Called `Takotsubo‹ Car-
diomyopathy) After the Mid-Niigata Prefecture Earthquake,*
in: Circulation Journal Vol. 70 (2006) No. 8 S. 947–953,
https://www.jstage.jst.go.jp/article/circj/70/8/70_8_947/_
pdf (abgerufen im September 2015).

Jaguszewski, Milosz et al.: *A signature of circulating microR-
NAs differentiates takotsubo cardiomyopathy from acute
myocardial infarction,* in: European Heart Journal,
17. September 2013.

Napp, Christian; Ghadri, Jelena Rima; Cammann, Victoria
L.; Bauersachs, Johann; Templin, Christian: *Takotsubo
cardiomyopathy: Completely simple but not so easy,* in:
International Journal of Cardiology, 20. Juni 2015 Jun
20; http://www.internationaljournalofcardiology.com/
article/S0167-5273(15)01344-3/fulltext (abgerufen im
September 2015).

Süddeutsche Zeitung: »Zu viel Schlaf für das Herz«, in:
Süddeutsche Zeitung Wissen 01. August 2010, unter:
http://www.sueddeutsche.de/wissen/us-studie-zu-viel-
schlaf-fuer-das-herz-1.982494 (abgerufen im September
2015).

Scinexx: »Angst sorgt für chronische Schmerzen«, in:
Scinexx.de – Das Wissensmagazin, 2013, unter:
http://www.scinexx.de/wissen-aktuell-16778-2013-10-
18.html (abgerufen im September 2015).

Jähnig, Tanja: Morbus Herzeleid, in: Thieme Forschung –
via medici 2.13, 2013, unter: https://www.thieme.de/
statics/bilder/thieme/final/de/bilder/tw_neurologie/
Morbus_herzeleid.pdf (abgerufen im September 2015).

Medizinische Hochschule Hannover; *Takotsubo-Kardiomyo-*

pathie, in: Klinik für Kardiologie und Angiologie, Hannover, unter: https://www.mh-hannover.de/takotsubo.html (abgerufen im September 2015).

Medizinische Hochschule Hannover: Peripartum Kardiomyopathie (PPCM), in: Klinik für Kardiologie und Angiologie, Hannover, unter: http://www.mh-hannover.de/ppcm.html (abgerufen im September 2015).

Spiegel-Online Wissenschaft: »Medizinische Studie: Homöopathie beruht auf Einbildung«, in: SPON Wissenschaft, 26. August 2005, unter: http://www.spiegel.de/wissenschaft/mensch/medizinische-studie-homoeopathie-beruht-auf-einbildung-a-371586.html (abgerufen im September 2015).

Lüneburg, Julia: »Schwangerschaft mit schwachem Pumporgan«, in: Baby und Familie, 03. Mai 2012, unter: http://www.baby-und-familie.de/Schwangerschaft/Herzerkrankungen-Schwangerschaft-mit-schwachem-Pumporgan-51652.html (abgerufen im September 2015).

Bundesministerium für Forschung und Bildung: *Plötzlich herzkrank! – Wenn die Schwangerschaft aufs Herz schlägt*, in: BMBF, Juni 2014, unter: http://www.gesundheitsforschung-bmbf.de/de/5349.php (abgerufen im September 2015).

Kompetenznetz: »Angeborene Herzfehler«, in: Kompetenznetz, Berlin, unter: http://www.kompetenznetz-ahf.de/angeborene-herzfehler/ (abgerufen im September 2015).

Rödel, Susanne: »Herztransplantation«, in: Transplantation verstehen – Wissen für das neue Leben, 20. Mai 2014, unter: http://www.transplantation-verstehen.de/organe/herz/einleitung.html (abgerufen im September 2015).

Eurotransplant: *Eurotransplant Statistics – 2014*, in: eurotransplant.org, 09. Januar 2015, unter: http://www.euro-transplant.org/cms/mediaobject.php?file=Year+Statis tics+2014.pdf (abgerufen im September 2015).

Giulia Enders

Darm mit Charme

Alles über ein unterschätztes Organ

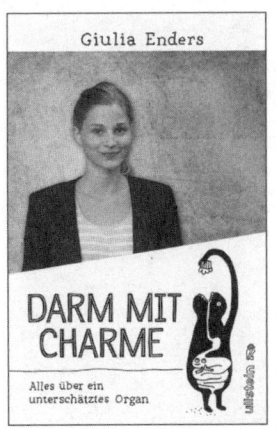

Mit schwarz-weiß Illustrationen
von Jill Enders
288 Seiten. Klappenbroschur.
Auch als eBook erhältlich.
www.ullstein-verlag.de

Ausgerechnet der Darm!

Das schwarze Schaf unter den Organen, das einem doch bisher eher unangenehm war. Aber dieses Image wird sich ändern. Denn Übergewicht, Depressionen und Allergien hängen mit einem gestörten Gleichgewicht der Darmflora zusammen. Das heißt umgekehrt: Wenn wir uns in unserem Körper wohl fühlen, länger leben und glücklicher werden wollen, müssen wir unseren Darm pflegen. Das legen die neuesten Forschungen nahe. In diesem Buch erklärt die junge Wissenschaftlerin Giulia Enders vergnüglich, welch ein hochkomplexes und wunderbares Organ der Darm ist. Er ist der Schlüssel zu Körper und Geist und eröffnet uns einen ganz neuen Blick durch die Hintertür.

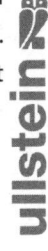

ullstein

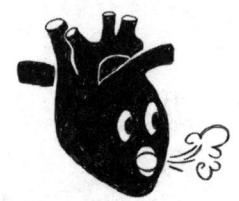